ЗдОрово!

Энциклопедия здоровой семьи

Нехама Мильсон

ISBN-13: 978-1499706734
ISBN-10: 1499706731

Эта книга написана как сопровождение к пятидневному мастер-классу
"В здоровом доме - счастливая семья".

Если вы хотите стать организатором такого тренинга в вашем городе, напишите нам!
admin@reclifing.com

ПРЕДИСЛОВИЕ АВТОРА

Я выросла в очень глухой деревне Рязанской области. Когда по деревне проезжала машина, из всех окон высовывались любопытные лица. Моя мама, потомственный медик, врач от Бога, подающий надежды молодой специалист попала туда из-за меня. В раннем детстве я была очень больным ребенком. На деревенский воздух, свежее молоко и органические овощи возлагались все надежды по укреплению моего угасающего детского организма. Вот и получилось, что девочка из аристократической городской семьи росла в патриархальной русской деревне. Так, родившаяся в конце 20-го века, прекрасно понимаю, что такое земская медицина. Моя мама была единственным врачом на много десятков километров. Стук в дверь, встревоженные голоса и скорые мамины сборы по ночам были нормальным явлением, и воспринимались как естественная и неотъемлемая часть профессии.

Я росла странным ребенком. Любила читать, задумывалась о недетских вопросах, и стремилась к уединению. Дружила с ручьем, делилась сокровенным с ивой и разговаривала с травой на лугу. Очень рано мне стало ясно, что хочу стать врачом. Первым моим пациентом была любимая собака Влася. Ей бинтовались лапы, а она терпела и срывала бинты только отойдя от меня на почтительное расстояние. Я не видела разницы между раной на руке у человека и на ветке дерева. Прочитав в какой-то агрономической книге , что ранки на ветках при прививании одного сорта дерева к другому, замазывают глиной, я "вылечила" все деревья в одичавшем саду возле дома. Замазывала сломы на ветвях грязью и бинтовала их утащенными у мамы бинтами.

Когда мне было 5 лет, как-то само собой выяснилось, что я умею вправлять вывихи. Откуда мне было знать, что это необычно. Просто у мамы был привычный вывих лодыжки, она очень страдала, я гладила ее по ноге и точно знала на какую точку надо нажать, чтобы раздался щелчок и нога перестала болеть. Мне

ЗдОрово!

казалось, что травмы друзей на улице
вправляются по аналогии. Кстати, массаж я
научилась делать уже в 14 лет, стоя за спиной у
потрясающей массажистки, корпящей над
маминой спиной .

Мое погружение в медицину шло
параллельными путями. Дома, от мамы, я знала,
какими лекарствами лечат болезни. В домах
своих деревенских друзей и сказочных бабушек,
которые любили и баловали симпатичную
"докторскую дочку", видела пучки сушеных
трав и слышала удивительные истории о
"бабках-целительницах".

Вы даже представить себе не можете, кто
окончательно определил мой выбор.
Преподаватель фармакологии медицинского
института. Я ненавидела этого человека! В моей
жизни было всего трое, кто мог бы похвалиться
своей способностью вызвать во мне, человеке в
общем доброжелательном, это чувство. Этот, не
стану называть его имя, не из政политкорректных
чувств, а просто, дабы рекламы плохому
человеку не делать, преподаватель вызвал у
меня окончательно стойкую неприязнь к
фармакологии и любому ее производному.

Пока мои интимные отношения с наукой о
лекарственных средствах складывались

враждебно, я продолжала совершенствоваться в массажных методиках, прошла курс мануальной терапии, увлеклась восточной медициной, экстрасенсорикой.

У меня всегда была исследовательская натура. Меня тянуло если не на открытие новых методов лечения, то на создание комплексов из уже известных. Так появился мой первый авторский метод лечения "Комплексное лечение болей в спине". Он состоял из массажа, мануальной терапии, акупунктуры и курса травяных компрессов по моей методике.

На старших курсах института, в дополнение к помешательству на народной медицине, пришло увлечение психологией. О! Я писала свое первое эссе по фрейдизму, когда в Советском Союзе еще наглухо было запрещено упоминание о дедушке Зигмунде! Нагло пользуясь именем своей легендарной бабушки - одной из первых работников областной библиотеки, я прорывалась в запасники, добывала там книги З.Фрейда, и самостоятельно переводила их с ненавистного немецкого! Представляете, как мне было обидно, когда буквально через пару лет переводы этих книг, совершенно легально высыпались на прилавки книжных магазинов!

Осознание взаимосвязи между

психологическими процессами и физическим состоянием поразило меня как удар молнии. С тех пор я не прекращаю изучать эту тему. По трудам классиков, книгам древних мудрецов, от учителей и на опыте работы с пациентами.

Совершенно уникальный опыт мне привелось получить в Израиле. Мне посчастливилось учиться у очень пожилой йеменской еврейки, семья которой хранит знания народной еврейской медицины со времен первого храма (950 — 586 до н. э.)!

Разыскивание и коллекционирование рецептов народной медицины стало моим хобби. Я собирала их в российских деревнях и в хранилищах библиотек, у старых израилетян и в древних книгах.

Таким образом, во мне переплелись причудливо знания конвенциональной медицины, русской и еврейской традиций народного целительства, восточной медицины, классической психологии, эзотерики, философских течений запада и востока, Торы и Каббалы. Со временем, количество качественных знаний потребовало синтеза. Так родился Реклайфинг. **Реклайфинг** это английское сокращение **RecLifing - Recovering of Life** – возрождение жизни. **Реклайфинг** занимается изучением законов формирования жизненных (целебных и болезнетворных) программ, методов их контроля, очищения и оздоровления на четырех уровнях бытия (физическом, эмоциональном, ментальном и духовном).

Сегодня я существую в трех ипостасях. Врач и целитель, принимаю пациентов, консультирую, разрабатываю свою линию лечебных чаев. Писатель, вышел в свет первый сборник моих целительских сказок-притч "Путешествия по Я-Мирам", а когда вы будете читать эту книгу, наверно в продажу поступит уже и второй сборник. А еще я Мастер-Учитель Реклайфинга, создатель и руководитель Международной Школы Реклайфинга Нехамы Мильсон.

В книге, которую вы держите в руках есть немного от каждого моего проявления. Рецепты домашней медицины, уникальные авторские гимнастические комплексы, маленькие хитрости домашнего массажа, секреты Реклайфинга и, конечно же, сказки, а как же без них! **ВСЕ ЦЕЛЕБНЫЕ ПРЕПАРАТЫ, О КОТОРЫХ Я УПОМИНАЮ В КНИГЕ ВЫ МОЖЕТЕ ЗАКАЗАТЬ В НАШЕМ МАГАЗИНЕ В ВИДЕ ЧАЕВ, СБОРОВ, НАСТОЕК И КАПСУЛ.**

Я желаю вам здоровья и радости! Становитесь моими друзьями!

ЗдОрово!

МЕНЯ ЛЕГКО НАЙТИ.

www.reclifing.com

тел 347 610 2676,

 e-mail магазина: store@reclifing.com

e-mail школы и для записи к Мастеру: admin@reclifing.com

skype: RecLife

facebook: Клубы РекЛайфинга во всем мире

Нехама Мильсон

ВЫСОКАЯ ТЕМПЕРАТУРА

Бытует две крайности в отношении к высокой температуре. Первая - накидываться на больного с жаропонижающими, как только ртутный столбик поднялся до 37.1. Второе мнение, что жар - признак борьбы организма с инфекцией и лечить его не надо. Это верно. Высокую температуру лечить не надо, а вот больного иногда приходится! Правило таково: температура до 38.0-38.5 - нормальный процесс реагирования иммунной системы. Выше - это уже признаки вирусной/бактериальной интоксикации и нуждается в лечении. Исключение составляют дети с фебрильными судорогами в прошлом, люди, которые тяжело (с нарушениями сознания, бредом, рвотой, сильной головной болью) переносят повышение температуры. Таким больным стоит давать жаропонижающее уже при температуре свыше 37.5

ЗдОрово!

Способы понижения температуры:

1. Обильное питье
2. Чай с лимоном
3. Чай с малиной
   a. Знаменитый чай с малиновым вареньем почти не действует. Малина должна быть не проваренной. Высушенной или перемолотой с сахаром. Сушеные ягоды заливают кипятком из расчета 1 ч.л. на стакан кипятка и настаивают 10 минут. Кстати, ежевика помогает еще лучше.
4. Клюквенный морс. 2 ст.л свежей или мороженой клюква разминается с сахаром и заливается кипятком на 10 минут. Сушеная клюква заваривается как чай, 1 ч.л сухой ягоды на стакан кипятка, настоять 15 минут.
5. Липовый чай. 1 ч.л. сухого липового цвета на стакан кипятка, настоять 15 минут
6. Настой коры белой ивы. 1 ч.л. на стакан кипятка. Настаивать 20-30 минут, лучше в термосе. Или довести воду с измельченной корой до кипения, дать

настояться 20 минут, довести до кипения
еще раз, через 20 минут можно пить.
ВНИМАНИЕ!!! Противопоказано лицам,
принимающим лекарства для
разжижения крови (в случае с аспирином
противопоказанием является доза выше
150 мг. в день).

7. Холодный душ - да, да, это лучший
способ снизить температуру, несколько
неприятный, но действует быстро и
наверняка, кроме того, можно не бояться
простудить больного (даже ребенка),
высокая температура надежно защищает
его от переохлаждения

8. Обтирание уксусом. Для этого берем в
ладонь 5% уксус (важно! - 5%)
оглаживаем тело больного мокрой рукой,
или даже обливаем, не втираем, не
вытираем, и оставляем раздетым на
несколько минут. Будьте готовы, озноб
может усилиться, это не страшно, через
несколько минут больного можно одеть,
озноб пройдет вместе с температурой.

9. Вместо уксуса можно использовать
водку, особенно хорошо подходит
анисовая водка - арак, в этом случае еще
важнее соблюдать правило - не втирать и
не одевать больного сразу после
процедуры (не рекомендую детям).

10. Холодная ножная ванна - зона ступней и икроножных мышц - сильная рефлекторная зона, охлаждение этой зоны приводит к понижению общей температуры тела. Можно приложить пакетики со льдом к икроножным мышцам. Ванна и обкладывание льдом проводится в течение не более 3-5 минут.

КАШЕЛЬ

Кашель может быть сухим, влажным и лающим. Очень важно правильно определить его характер.

Сухой кашель – кашель возникающий из-за неприятного ощущения (першения) в горле, часто достаточно мучительный, может сопровождаться болью в грудной клетке. При сухом кашле не отделяется мокрота.

Лечение сухого кашля

Горячее питье. Прекрасно помогает горячее молоко со сливочным маслом. Теплое питье с медом. Важно! Мед теряет львиную долю лечебных свойств в горячем виде! Питье с медом лучше употреблять теплым.

Отвары трав: мать-и-мачеха, зверобой, липовый цвет, термопсис, солодковый корень. Если эти травы используются по одиночке, то необходимое количество 1 ч.л. на стакан кипятка. Пить 3-4 раза в день по стакану.

Очень действенный рецепт

сбор отхаркивающий:

ромашка	*2*	*ст.ложки*

ЗдОрово!

солодка 1 ст.ложка

шалфей   1   ст.л.
воды кипящая 500 мг

настоять 20 мин, добавить 2 ч.л. меда

пить по пол стакана 3-4 раза в день

Ингаляции:

Горячие ингаляции с отварами тех же трав, эвкалиптовым маслом (2-3 капли на 1 литр горячей воды), маслом мяты (не более одной капли). Распространенная ошибка - использовать для ингаляций в данном случае соду, ее подсушивающее свойство ухудшит состояние.

Я очень вас прошу, не надо при легком, но навязчивом покашливании и "сверблении" в горле, которым сопровождается фарингит ставить больному горчичники, это абсолютно бесполезное действие. В крайнем случае, горчичники можно приложить к икроножным мышцам.

Нехама Мильсон

Влажный кашель.

При влажном кашле в конце приступа кашля из дыхательных путей выходит вязкая жидкость – мокрота. Обратите внимание, если мокрота имеет желто-зеленый цвет, неприятный запах или примеси крови, скорее всего без вмешательства специалиста вам не обойтись.

Лечение влажного кашля:

сбор противокашлевой (при влажном кашле)

ромашка	2ст.ложки
камун (кумин, зира) порошок	1 ст.ложка
шалфей	1ст.л.
воды	кипящая
500	мг

настоять 20 мин, добавить 2 ч.л. меда

пить при каждом приступе кашля два глотка

Очень важно пить настой только (!) при позыве на кашель. Это средство достаточно сильнодействующее и при малейшей передозировке может перевести кашель в состояние сухого. Но при правильном приеме, кашель довольно быстро прекратится.

Особое внимание стоит уделить дренажному массажу и дыхательной гимнастике.

Дренажный массаж (ВАЖНО!!!! Противопоказан при высокой температуре).

Начинаем массаж в положении лежа на животе. Разотрите кожу грудной клетки теплым оливковым маслом, любой согревающей мазью, теплым животным жиром до красна. Массируйте растирающими движениями снизу вверх, от нижней границы ребер к шее, затем от центра (от позвоночника) к периферии (в стороны) по межреберным промежуткам. Положите больного так, чтобы его ноги были выше головы (малыша можно положить грудью к себе на колени, чуть вниз головой) и, сложив ладонь лодочкой, похлопывайте по спине в направлении от нижних ребер к шее. Больному рекомендуется в это время делать резкие, удлиненные выдохи. Дети часто реагируют на такой массаж криком, это не плохо, усиливает дренажный эффект. Можно даже предложить ребенку петь или смеяться. Вы же должны подстраивать постукивающие движения под выдох (или выкрик).

А сейчас я поделюсь с вами уникальным методом медового массажа. О нем много говорят, но я еще не видела никого, кто делал бы его правильно. Процедура достаточно болезненная, особенно на волосатой спине, но ОЧЕНЬ действенная.

Возьмите на руку столько жидкого меда, сколько умещается в пригоршне. Если он холодный, погрейте его в руках. Разотрите мед по поверхности спины в области грудной клетки. Массируйте втирающими движениями, пока руки не перестанут скользить. Теперь положите руку на спину, дайте ей прилипнуть, и, резким движением оторвите ее от спины. Такими перемежающими правую и левую руку, отрывающими движениями продолжайте массаж, пока поверхность грудной клетки не станет равномерно красной и горячей. Затем смойте мед с кожи полотенцем смоченным в горячей воде, укутайте больного, дайте ему выпить горячего.

Лающий кашель наиболее мучителен. Это очень сухой, ранящий горло кашель, сопровождающийся шумным выдохом. Похож на лай собаки. Иногда шумное с присвистом дыхание слышно на расстоянии.

ЗдОрово!

Лечение лающего кашля такое же, как сухого. Дополнительно рекомендую тепловые процедуры на ноги – горячие ванны с сухой горчицей (2 ст. л. Порошка горчицы на 10 л. воды), горчичники на икроножные мышцы. В доме надо создать тропическую (теплую и влажную) атмосферу. В нагрудный карман больному положить ватку пропитанную маслом эвкалипта.

А вот рецепт от 96 летней йеменки, только не спрашивайте меня как это работает. Факт остается фактом, метод этот помогает.

Положить в ухо ватку, пропитанную теплым оливковым маслом. Каждые два часа менять ватку и сторону (то есть каждый раз закладывать ватку то в одно, то в другое ухо).

4 МИФА О ДЕТСКОЙ ПРОСТУДЕ

Миф N 1. Несколько простудных заболеваний в год – норма; болея, ребенок вырабатывает иммунитет к ним.

Ребенок со здоровым иммунитетом не болеет за год ни разу! Мои дети в самом худшем случае болеют 1 день в году в разгар эпидемии гриппа. Болезнь не развивает иммунитет, а ослабляет его. Утверждение, что перебаливая вирусом, организм вырабатывает к нему длительный иммунитет, верно только для некоторых инфекционных заболеваний.

Миф N 2. Что бы ребенок не простужался его надо тепло одевать

Перегревание более опасно, чем переохлаждение. Вспотевший ребенок, если он не тренирован к перепадам температур, простудится при первом же порыве ветра! Есть формула, которая поможет вам безошибочно определить, как одеть ребенка в холодную погоду.

Ребенка старше 1 года надо одевать так же, как одеты взрослые, их терморегуляция уже совершенна.

Ребенка младше года одевают на 1 порядок теплее себя - мама с коротким рукавом - малыш в тонкой кофточке с рукавом, мама в блузке с рукавом - малыш в трикотажной кофточке, мама в свитере – малыш в куртке и т.д.

Миф N 3. Простуженного ребенка надо тепло одевать

Чересчур теплая одежда создает для вирусов и бактерий "парниковый эффект", повышает и без того повышенную температуру тела и мешает вашим попыткам снизить ее. Ведь температура окружающей среды ниже температуры тела, и естественный теплообмен между телом и воздухом комнаты - это еще один фактор, понижающий температуру.

Миф N 4. Простуженному ребенку нельзя гулять

Не только можно, но и необходимо. Ребенок находится целый день в замкнутом пространстве со своими вирусами, заражает сам себя и слабеет. Зачастую слабость после простудного/вирусного заболевания является следствием не самой болезни, а "лечебного" режима. Не менее 30 мин. в день ребенок должен проводить на свежем воздухе. В это время в его комнате нужно сделать влажную уборку и тщательно проветрить, ведь больной ребенок нуждается в свежем воздухе еще больше, чем здоровый.

БОЛЬ В УШАХ.

1. Капли в уши: 5 мл оливкового масла + 3 капли эвкалиптового + 1 капля масла чайного дерева. Такие капли прекрасно заменяют известное лекарство (в каждой стране оно по разному называется), состоящее из антибиотика, противогрибкового препарата и стероида. Эвкалиптовое масло обладает мощным антисептическим эффектом, масло чайного дерева противогрибковым, а оливковое масло - противовоспалительным (именно ради этого эффекта в капли добавляют стероиды).

2. Компресс: ткань смочить теплой смесью оливкового масла, водки или арака (для детей эту составляющую исключить), накапать 5-7 капель масла черного перца. Приложить ткань так, чтобы она окружала ушную раковину, но не закрывала ее. Сверху прикрыть компрессной бумагой или полиэтиленовой пленкой, сверху теплым шарфом. Держать до остывания.

Нехама Мильсон

АНГИНА

1. Полоскание горла: 1 ч. ложка воды Мертвого Моря на стакан воды (если есть) или 1 ст. л. жидкости для полоскания для зубов на стакан воды. Полоскать каждые 30 минут

2. 1 ст.л. сухих листьев эвкалипта, залить стаканом кипятка, настоять 20 минут. Листья можно использовать повторно. Если нет листьев, можно использовать эвкалиптовое масло 3 капли на стакан теплой воды. Полоскать каждые 30 минут.

3. Компресс: оливковое масло, водка (лучше арак), черный перец (лучше масло, но можно и обычный, мелко измельченный) – пропитать ткань, нагреть, наложить на горло, сверху компрессную бумагу и шарф.

4. В еврейской традиционной медицине используется народное средство с выраженным антибиотическим и противовоспалительным эффектом - Мор (Myrh). Его легко купить в Израиле, в

ЗдОрово!

Америке и Европе он продается на amazon store. А проще всего заказать его в нашем магазине.

Для лечения острой ангины принимают по капсуле Мора каждые два часа до исчезновения симптомов, и, затем 3 капсулы в день в течении недели.

<u>НАСМОРК</u>

Ароматерапия:

3 капли эвкалиптового масла + 1 капля мятного масла . Можно капнуть на салфетку и положить в верхний кармашек рубашки, или на подушку на ночь. Детям я капаю на воротник одежды, 100% эссенциальные масла пятен не оставляют.

Майорановая мазь:

1 ч.л. сухого майорана

1 ч.л. водки

залить на 6-8 часов, процедить затем добавить 1 ч.л. сливочного масла, растопить на водяной бане поставить в холодильник на час.

Мазать в носу и вокруг, хранить в холодильнике

БОЛЬ В ЖИВОТЕ

Острый живот.

Синдром «острого живота» - это собирательное название всех острых воспалительных заболеваний органов брюшной полости, требующих срочного врачебного вмешательства. Часто всего вызывается аппендицитом, на втором месте гинекологическая патология. Симптомы – сильная, нарастающая, местная, а чаще разлитая, боль в животе, при прощупывании живота боль усиливается, причем, усиление боли может происходить даже от легкого прикосновения. Весь живот, или половина его твердые при прощупывании, особенно характерна разница в ощущениях при прощупывании, например: слева брюшная стенка мягче, чем справа. Еще характерные признаки: положите руку на «здоровую» половину живота, и сделайте резкий толчок по направлению вглубь и в больную сторону – при «остром животе» боль усилится в больной стороне. Постучите легко по брюшной стенке – боль должна усилиться значительно. Нажмите на брюшную стенку со «здоровой стороны», и, отпустите резко, при «остром животе» боль резко усилится. Можно померить базальную температуру (в заднем проходе), если она выше 38* - это говорит о наличии воспалительного процесса в брюшной полости. При малейшем сомнении, не полагайтесь на время, обратитесь к врачу срочно.

Аппендицит часто начинается с боли в эпигастральной области (верхняя средняя зона живота), и, затем, боль постепенно спускается вправо, на уровень пупка, или чуть ниже. При разговоре с врачом, Вы должны быть готовы ответить на следующие вопросы:

1. Когда был стул, и какого характера?
2. Есть ли боли при мочеиспускании?
3. Когда в последний раз принимали пищу, и какую?
4. Были ли в прошлом операции, когда, какие, какое обезболивание использовалось, были ли осложнения?
5. Не страдаете ли аллергией на пищу или лекарства?
6. Какими хроническими заболеваниями страдаете?
7. Какие лекарства принимаете постоянно?
8. Женщинам будет задан вопрос когда была последняя менструация.

ЗдОрово!

С момента возникновения подозрения на «острый живот» прекратите давать больному пищу, питье и лекарства. Не используйте местпос тспло!

ПОНОС

Есть важное правило при поносе. Не останавливайте естественную чистку организма, если количество походов в туалет не превышает 5-7 в день. Если превышает, судите по общему состоянию. Иногда понос является нормальной реакцией организма на не нужную пищу (не всегда зараженную или испорченную).

Если же понос изнуряет, приводит к обезвоживанию, то в первую очередь, позаботьтесь о восполнении жидкости и минералов в организме. Пейте не менее 3 литров в день.

Хорошее питье при поносе:

Чай из ромашки (я не очень верю в пакетики, 1 ч.л. сухих цветков ромашки на стакан кипятка, настоять 15 минут – это живой целебный чай).

Клюквенный морс. 2 ст.л свежей или мороженой клюквы разминается с сахаром и заливается кипятком на 10 минут. Сушеная клюква заваривается как чай, 1 ч.л сухой ягоды на стакан кипятка, настоять 15 минут.

Лечебные травы:

ЗдОрово!

1. Боярышник 1 ст.л. сухих плодов залить 1 ст. горячей воды, довести до кипения, снять с огня, настоять 30 минут. Принимать по 1 ст.л. трижды в день.

2. Зверобой   1ст.л.
   Кора   дуба   1ст.л.
   Залить кипятком, довести до кипения, настоять 20-30 минут. Пить по ½ стакана трижды в день

3. Душистый черный перец 3-5 горошин проглотить со стаканом воды. Повторять каждые 2 часа до полного выздоровления

4. Корица. Можно сделать пряный напиток из кусочка коры корицы размером 2-3 см, или 1 ст.л. измельченной корицы, одно зернышко гвоздики (пряной) залить стаканом кипятка, довести до кипения. Настоять 20 минут. Добавить мед. Принимать по ½ стакана трижды в день. Если вам не нравится вкус корицы, принимайте ее в капсулах по 2-3 капсулы каждые 2 часа до выздоровления. (Капсулы можете заказать в нашем магазине).

БОЛИ В СПИНЕ

Здоров ли Ваш позвоночник?

1. Прощупайте свой позвоночник. Эта процедура:

- болезненна   2
- слегка болезненна 1
- безболезненна   0

2. Прощупайте свои надплечные мышцы. Мышцы

- напряженны 2
- слегка напряжены 1
- мягкие   0

3. Из положения стоя попробуйте достать кончиками пальцев рук пола. Упражнение выполняется

- легко 0

- с трудом 2

- при выполнении возникает боль в позвоночнике   3

ЗдОрово!

4. В положении сидя на полу, попробуйте достать лбом коленей. При этом возникает

- натяжение в подколенных областях 1

- боль в спине 3

- нет неприятных ощущений 0

5. Сцепите руки за спиной (одна рука через плечо, вторая снизу).

- не достал 2

- руки касаются пальцами 1

- руки сцепляются 0

6. Лежа на спине, согните ноги под прямым углом в коленных и тазобедренных суставах, не прижимая, их друг к другу. Постарайтесь удержать, как можно дольше.

- удерживаю как угодно долго 0

- устают обе ноги 1

- устает одна нога 3

- боль в пояснице 2

7. Попробуйте взять в рот суставы согнутых пальцев   кисти.

- помещается менее двух пальцев 3

- только два пальца 2

- три   пальца   и   больше   0

8. Достаньте подбородком надплечья (не поднимая   плеч).

- не достаю 3

- достаю, но движение болезненно 2

- достаю легко 0

0-3 Ваш позвоночник здоров и нуждается только в профилактических мероприятиях: ежедневная гимнастика, сбалансированное питание, поддержание эмоционального комфорта.

3-15 Патологические изменения в позвоночнике тревожны. Вам необходимо пройти лечебно - восстановительный курс.

Более 15 баллов. Ваш позвоночник в критическом состоянии. Необходимо срочно пройти курс лечения.

ЗдОрово!

Трава, дарующая гибкость.

Люди, страдающие болями в спине, знают, как проблематично бороться с ними с помощью лекарственных препаратов. И эффект не достаточный, и, по большей части, на желудок влияют отрицательно. Но есть множество не лекарственных методов лечения боли. Например, с помощью лекарственных трав можно снимать боли, воспаление, отек нервного корешка, расслаблять и стимулировать мышцы, а также проводить общую очистку организма.

Применяют травы как наружно в виде компрессов, примочек и ванн, так и внутрь в виде настоев, отваров и настоек.

Для снятия острых болей, рекомендую примочку с мятой (3 таб. аптечной прессованной мяты или 3 ст.л., 1 ст. л. шалфея, 200 мл. кипящей воды, настоять 15 - 20 мин., в настое смочить х\б ткань, приложить к больному суставу, прикрыть клеенкой, теплым шарфом на 25 - 30 мин.).

Если боли мышечные или отдающие в ногу, руку, а также шейные боли, сопровождающиеся головной болью, головокружением, то Вам хорошо поможет примочка с валерианой и пустырником (по 2 ст. л валерианы и пустырника на 200 мл. кипящей воды, настоять 15 - 20 мин.). Эта процедура не только снимет боли, но и успокоит, поможет при стрессе, бессоннице.

Ваши боли давно перешли в разряд " проклятых" и "застарелых"? В таком случае Вам необходимы примочки с листами крапивы. Их можно использовать в засушенном виде. В этом случае траву заливают небольшим количеством кипятка на 5-10 минут. Для лечения используют не отвар, как обычно, а сами листья. Их прикладывают к больному участку и накрывают хлопчатобумажной тканью и клеенкой. Такую примочку нужно делать 5-7 дней подряд по 15-20 минут. Используется она и для лечения суставных болей. Особенно хорошо делать эту процедуру после бани или местного разогревания (массаж, горчичники, грелка).

Для приема внутрь используют траву обладающую противовоспалительным действием и способностью выводить из организма вредные вещества. Это почти все зеленные культуры: петрушка, укроп, сельдерей, спаржа, которые можно использовать свежими и в засушенном виде, как приправы или в отварах.

ЗдОрово!

Лист и плоды смородины, черники, так же можно применять при заболеваниях позвоночника и суставов в любом виде.

Лечебный мармелад

Лечебные свойства желатина известны давно. Ведь желатин, собственно говоря, является гидролизатом коллагена - белка, обеспечивающего эластичность хрящам, коже, волосам. Прием желатина внутрь в первую очередь способствует восстановлению суставных хрящей, а, в качестве приятного побочного эффекта, укрепляет волосы и улучшает состояние кожи. Желатин - продукт богатый белком, что делает его прекрасным дополнением к рациону, особенно если вы активно занимаетесь спортом.

Рецепт приготовления желатина очень прост. Одну чайную ложку желатина залить холодной кипяченой водой в количестве 100 мл и оставить на ночь. долить горячей воды до полного стакана, перемешать, можно добавить меда и лимонного сока.

Я усовершенствовала этот рецепт. Я делаю из желатина лечебный мармелад, основой которого является противоартритный сбор. Таким

Нехама Мильсон

образом восстанавливающее действие желатина усиливается противовоспалительным действием трав.

Этот рецепт абсолютно эксклюзивен, мое ноу-хау. Я не привожу его в этой книге, но вы можете заказать брошюру "Эксклюзивные рецепты доктора Нехамы" по email: admin@reclifing.com

Нашел свое место под солнцем? – сделай его удобным! Эргономика.

Для сохранения гибкости и во избежание болей в спине, важно знать, как правильно удерживать позу при ходьбе, поднятии тяжестей, сидении. Зачастую, когда производя привычные движения, мы не задумываемся о том, как они действуют на состояние нашего позвоночника и внутренних органов. Однако значительная часть обострений болей в спине, мышечных болей, головных болей возникают по причине неправильных, не физиологичных поз. Очень важно уделить внимание своему ночному ложу. На какой кровати Вы спите? Обычно рекомендуют жесткую кровать, но это не совсем верно. Совершенно жесткая постель необходима только при острых болях. В остальном, постель должна быть полужесткая, то есть такая, чтобы матрас проминался при нажатии на него кулаком с переносом на него веса тела, но не проминался при простом нажатии рукой. Нельзя экономить на спальной мебели, старые, промятые матрасы недопустимы! Если Ваша кровать уже не удобна, а новую купить возможности нет, положите на матрас деревянный щит, а поверх тонкий матрас или толстое ватное одеяло (не пуховое!). В последнее время появились удобные и качественные силиконовые накладки на матрас, которые прекрасно корректируют форму матраса. Подушка должна быть небольшая, жесткая. Лучше всего узкие подушки или жесткий валик под шеей. Очень физиологичны также подушки в форме цифры 8, но только фирменные из латекса или природных материалов, например гречки. Подушка должна лежать под головой и шеей или только под шеей.

Запомните, всегда лучше лежать или стоять, чем сидеть. Положение сидя, самое невыгодное положение для позвоночника. Но сидеть все-таки приходится, поэтому позаботьтесь о том, чтобы делать это правильно. Высота сиденья стула должна быть равна длине Вашей голени, чтобы сидя на стуле ровно, прислоняясь подлопаточной областью к спинке, Вы могли без напряжения поставить ноги на полную стопу. При этом одну ногу удобно поставить чуть, назад под сиденье. Если Вам приходится много писать, выполняйте следующие правила:

• Как можно чаще вставайте и разминайтесь.
• Держите спину прямо, облокачивайтесь на локти и предплечья.
• Лучше класть текст дальше от себя, чтобы не сильно наклонять голову.
• Если Вам позволяет начальство, то лучше выполнять сидячую работу сидя верхом на стуле, развернутом спинкой к столу, или стоя на нем коленями, перенося всю тяжесть тела на локти и предплечья, лежащие на столе.

Для того чтобы определить правильно ли Вы сидите, проведем небольшой тест.

1. Поставьте ноги перед собой на полную стопу. При этом угол коленного и тазобедренного суставов должен быть 90 градусов и бедра параллельны полу.

2. При выпрямленной спине положите локти на стол перед собой. Угол локтевого сгиба должен быть 90 градусов, надплечья параллельны столу.

3. Мысленно проведите линию от своих глаз к верхнему краю корпуса монитора. Она так же

должна быть параллельна столу.

4. Поставьте локоть на середину ближнего к тебе края стола. Проведи окружность с радиусом равным расстоянию от локтя до кончиков пальцев. Все рабочие аксессуары (клавиатура, мышь) должны находиться внутри этого круга.

Я уже говорила, что стоять полезнее, чем сидеть, ну а ходить еще полезнее. Стоя, Вы даете излишнюю нагрузку не только позвоночнику, но и суставам и сосудам ног. Поэтому, если Вам приходится долго стоять, находите возможность облокотиться на что-то спиной или руками, переносить тяжесть тела с ноги на ногу ("переминаться"). Ходьба полезна всегда, всем и всякая. Главное, чтобы Вы были удобно и по сезону одеты, обуты в удобную и добротную обувь. Ходьба нормализует вегетативный тонус, отлаживает дыхание, снимает нервное напряжение, а главное, это единственная возможность при нашем бешеном темпе подумать и пообщаться с собой.

О правилах переноса тяжестей говорят и пишут много и, все же, эти рекомендации не выполняются, а ведь это так важно. Для того, чтобы избежать неравномерного напряжения мышц, что ведет к их спазмированию и возникновению боли, тяжести нужно носить, распределяя их на две руки. Перед собой можно носить только носилки и возить тачку. Избегайте, такого привычного для всех, переноса тяжестей на одном плече! Из сумок предпочтительно выбирать такие модные во все времена рюкзачки, а для детей ранцы. Поднимая тяжесть с пола, согните ноги в коленях и тазобедренных суставах, чтобы вес распределялся на мышцы брюшного пресса, бедер и ягодиц.

Самыми опасными, в отношении повреждения позвоночника, являются рывковые движения. Старайтесь избегать таких движений, особенно при фиксированных ногах.

ЗдОрово!

Гимнастика для ленивых

Гимнастика из четырех упражнений, рассчитанных на все отделы позвоночника. Гимнастика выполняется утром, занимает не более 10 минут и доступна самым ленивым и не собранным.

- Исходное положение: лежа на животе. Поднять плечевой пояс на вытянутых руках. При неподвижных плечах посмотреть через правое плечо на левую ногу, и наоборот.
- Исходное положение: стоя на четвереньках, выгнуть спину с максимальным напряжением.
- Исходное положение: тоже. Прогнуть спину.
- Исходное положение: сидя на "корточках", обнять колени руками и выгнуть спину, стремясь головой достать колений.

Каждое упражнение повторить по 5 - 7 раз.

Нехама Мильсон

МЕДИТАТИВНАЯ ГИМНАСТИКА ДОКТОРА МИЛЬСОН

Что это?

Этот комплекс я разработала несколько лет назад, для людей, которые хотят поддерживать форму, укреплять мышцы, сбрасывать лишние сантиметры и килограммы, но, по разным причинам не могут заниматься динамичными видами спорта – танцами, аэробикой, бегом и т.д. Это и не молодые люди, и женщины после многих родов, и люди, страдающие сердечно-сосудистыми заболеваниями, и дегенеративными заболеваниями опорно-двигательного аппарата, и люди с большим лишним весом, и многие другие. То есть все, кто вынужден отказывать себе в счастье заниматься спортом.

Огромное количество своих пациентов и друзей я обучила этому комплексу и получила прекрасные отзывы и результаты. Выяснилось, что при постановке целей для развития

ЗдОрово!

комплекса я не учла еще одну группу людей, – которые просто НЕ ЛЮБЯТ динамичных методик. А наоборот, любят тишину, спокойную музыку, расслабляющие движения.

Мой метод основан на плавных, антигравитационных движениях, выполняемых под специальную музыку и с использованием специального дыхания.

Но не думайте, что плавные и медленные движения не дают достаточной нагрузки на мышцы!!! Если вы планируете заниматься со мной, готовьтесь к настоящей работе, и, как положено, к мышечным болям!

Не верите? А попробуйте 3 раза динамично, в хорошем темпе поднять и опустить правую руку. Трудно? Конечно, нет! А теперь сделайте то же движение со скоростью секундной стрелки…. Ну как?

Сегодня по моему методу занимаются с удовольствием и абсолютно здоровые люди. Почему? Да просто им это нравится!

Занимаясь от 30 минут до часа ежедневно, они получают крепкие мышцы, красивое и гибкое тело, освобождаются от скопившегося за день напряжения и стресса, программируют себя на успех, здоровье, достижение цели.

- Хорошо себя чувствовать

- Избавиться от болей в спине и мышцах

- Убрать несколько лишних сантиметров в талии и бедрах

- А также несколько лишних килограмм веса

- Расстаться с депрессией

- Освободиться от стресса

- Запрограммировать себя на достижение *ЛЮБОЙ* цели

- **И достичь ее**

Все это становиться возможным благодаря комплексу доктора Мильсон!

Как это работает?

Методика основана на сочетании физической нагрузки с духовной работой.

ЗдОрово!

Медитация расслабляет, снимает напряжение, раскрепощает и выводит подсознание на осознанный уровень. В обычном состоянии, подсознание говорит с нами языком тела. В медицине это называется психосоматикой. Слышали известный пример, приведенный в одной из книг Зигмундом Фрейдом? Женщина на вечеринке расслабилась, разошлась и станцевала на столе танец живота. Наутро, по пути на работу – сломала ногу. Фрейд объясняет это тем, что подсознательно она осуждала себя за развязанное поведение, причем осуждение анатомически было привязано к «танцующему» органу – он и пострадал. Другой пример – женщина, подсознательно отвергающая свою женственность, страдает гинекологическими заболеваниями. Таким образом, подсознание через телесные ощущения или проблемы передает нам свои знаки и намеки. В большинстве случаев мы их не понимаем. Медитация как бы переводит голос подсознания на язык, понятный сознанию. Если в этот момент настроить себя на разрешение физического страдания, или решение определенной задачи физического плана (снижение веса, избавление от боли, укрепление мышц) и добавить к этому необходимое физическое действие, то происходит взаимное усиление эффекта. В состоянии медитации мы можем давать подсознанию любые задания установки, а оно, как известно, практически всесильно. Например, задание, данное в форме аффирмации «Я богат и удачлив» настраивает подсознание на соответствующее поведение, на соответствующий образ мыслей, на поиск стратегий и тактик, приводящих к успеху.

Таким образом, выполняя комплекс упражнений по методу доктора Мильсон, вы решаете физическую проблему, программируете себя на решение жизненных задач, выводите на поверхность застарелые проблемы, погруженные глубоко в подсознание и все это без лекарств, гипноза и чека психоаналитику!

Кому это нужно?

Людям, которые хотят иметь красивую фигуру, укрепить мышцы, снизить вес, избавиться от болей, просто хорошо себя чувствовать, но страдают:

1. Ожирением свыше 3 степени
2. Гипертонией
3. Сердечно-сосудистыми заболеваниями
4. Грыжей диска
5. Ревматоидным артритом

6. Другими дегенеративными заболеваниями опорно-двигательного аппарата.
7. Заболеваниями крови
8. Остеопорозом
9. Заболеваниями нервной системы

Здоровым людям, которые хотят решить жизненные проблемы, достичь успеха и научиться программировать себя на решение любой задачи.

Всем кто любит медитацию, аутотренинг, аутогипноз, позитивное мышление, аутопрограммирование.

Всем, кто хочет снять стресс, усталость и напряжение.

Как пользоваться этой главой?

В разделе «Вперёд!» Вы найдете текст с описанием упражнений, прочтите его, затем подготовьте комнату к занятиям, поставьте спокойную, расслабляющую музыку и начинайте тренировку.

Нехама Мильсон

В комнате должно быть проветрено, тихо. Попросите близких не отвлекать Вас, лучше, если в комнате кроме Вас никого не будет, или будут только те, кто занимается вместе с Вами. Если Вам это приятно – затемните комнату. Главное, что бы Вас ничего не отвлекало, что бы Вы могли расслабиться. Постелите на пол гимнастический коврик, или просто одеяло. Антураж в виде свечей, ароматических палочек – по желанию.

Внимательно прочтите раздел «Как дышать во время выполнения упражнений». Попробуйте дышать так, как там описано. Доведите медитативное дыхание до автоматизма, что бы потом не отвлекаться.

Продумайте свои задачи на сегодня. Во время медитации не следует отвлекаться на придумывание задания, которое Вы дадите своему подсознанию.

Оденьтесь для гимнастики. Одежда должна быть удобной, дышащей и … красивой!! Для достижения нашей цели ОЧЕНЬ важно, что бы Вы чувствовали себя комфортно, и НРАВИЛИСЬ себе. Дальше возможны варианты, многие любят заниматься перед зеркалом, а другим все - равно, так как они занимаются с закрытыми глазами. Повторяю –

ЗдОрово!

главное это Ваш комфорт!

Итак, все готово, ВПЕРЁД!

Вперед

1. Как дышать во время выполнения упражнений?

Представьте себе, что воздух при дыхании циркулирует по двум каналам. На вдохе проходит снизу верх по каналу, имеющему вход в области промежности выход в области темени, и проходящему в месте расположения позвоночника. На выдохе – сверху вниз по каналу расположенному на 2 сантиметра кпереди о первого. Вдох – воздух пошел вверх по позвоночному каналу, прочищая по пути пробки и засоры, выдох – вниз по предпозвоночному каналу, выводя наружу все лишнее из тела. Потренируйтесь дышать. Закройте глаза, сядьте удобно – лучше в восточной позе. Вдох – выдох, вдох – выдох, подключите воображение, постарайтесь увидеть потоки воздуха, проходящие по каналам.

2. Состояние тела во время выполнения упражнений.

Очень важно исходное состояние мышечного тонуса. Если Вы знакомы с системой пилатес, Вам будет легче воспроизвести его. Представьте себе, что изнутри, к промежности прикреплена прочная нить. Натяните ее строго кверху и присоедините к диафрагме, сделайте вдох грудью. При этом мышцы таза должны поджаться, как если бы Вы пытались удержаться при сильном желании сходить в туалет. Почувствуйте напряжение мышц. Если все сделано правильно, то должны быть напряжены - втянуты вовнутрь мышцы промежности, поджаты ягодицы, напряжены мышцы низа живота. Важно – нижние ребра не поднимаются. Теперь подышите, как описано в первой главе. Сделайте 5 вдохов, и пять выдохов, и расслабьте мышцы. Вот в таком состоянии желательно выполнять все упражнения.

ЗдОрово!

3. Начинаем

упражнения для ног.

Исходное положение стоя, можно держаться за спинку стула. Приподнимите правую ногу, согнутую в колене вперед.

Вращайте ногой в голеностопном суставе 5 раз в одном направлении и 5 раз в другом.

Согните ногу в колене и тазобедренном суставе так, что бы бедро было параллельно полу, представьте себе, что в пальцах ноги зажат мел – рисуйте на полу окружности 5 раз в одном направлении и 5 раз в другом

Поддерживая равновесие с помощью стоящего рядом стула, совершайте движения в тазобедренном суставе (при согнутом колене) по окружности с максимальным диаметром. 5 раз в одном направлении и 5 раз в другом.

Повторим то же самое с левой ногой.

4. Продолжаем

Нехама Мильсон

упражнения для рук

Стоя, ноги на ширине плеч.

Одновременно двумя руками.

Круговые движения мизинцами, как можно более плавно. 5-6 движений, и к мизинцам присоединяются безымянные пальцы, 5-6 движений, и присоединяются средние пальцы. И так, постепенно вся рука приходит в движение. Это напоминает перекатывание шариков в пальцах. Сначала движения будут отрывистыми, но постепенно Вы почувствуете, как они становятся все мягкими и плавными, и тогда можно переходить к вращению кистью 5 раз в одном направлении и 5 раз в другом.

Руки на высоте плеч, выполняем круговые движения в локтевом суставе, в одном направлении и в другом, до ощущения освобождения в суставе и появления плавного движения. Переходим к круговым движениям в плечевом суставе, так же до свободного и плавного движения. С каждым движением увеличиваем амплитуду, задействуем лопатки.

5. Ветер в лесу

Вы видели, как качаются на ветру деревья? Вы –

дерево на ветру, раскачиваем ветвями-руками, поднятыми вверх, увеличиваем амплитуду, ветер порывистый, раскачивает вас в разные стороны, раскручивает ствол-туловище вокруг оси. Движения свободны как танец. Вытяните руки вперед и продолжайте раскачиваться, сцепите руки над головой, не прекращая движения. Наклоните сцепленные руки назад, вправо, влево. Увеличивайте амплитуду движения, глубину наклона.

5. **Присоединяем** движения в бедренных суставах.

Ноги по-прежнему на ширине плеч, продолжаем раскачиваться, поочередно сгибая то одну, то другую ноги. Рисуем восьмерки бедрами – правая нога сгибается в колене, правое бедро идет вперед, вправо, назад, сгибается левая нога, левое бедро – вперед, влево, назад. Продолжаем раскачивать ветвями рук и раскручивать корпус.

3. Танец в бурю

Из перечисленных движений создайте свой собственный, неповторимый танец. Двигайтесь в своем ритме, прислушиваясь к внутренним вибрациям.

4. Ищем упор.

Ноги на ширине плеч. Носки чуть внутрь. Ноги чуть-чуть согнуты в тазобедренных суставах и коленях. Как если бы Вы хотели присесть на стул, высотой на 5-7 см. ниже уровня ваших ягодиц. Перенесите тяжесть с одной ноги на другую. Поищите таким образом позу, настолько удобную, что бы Вы не чувствовали напряжения мышц, как будто бы, действительно, сидите на прочной опоре. Это возможно не получится сразу, но продолжайте экспериментировать, и добьетесь своего. Нашли опору? Теперь не теряя чувства опоры, перенесите правую ногу вперед, теперь левую. Развернитесь на 180 градусов. Исполните свой танец, но, уже не теряя чувства упора под ягодицами.

5. Встаньте ровно, поднимите руки вверх. Вспомните, как мы учились дышать. Вдох – выдох. 5 раз.

6. Руки направлены вверх, ладонями друг к другу. Медленно, со скоростью секундной стрелки опускаем руки через стороны, постепенно разворачивая их ладонями вниз. Затем выполняем обратное движение, с той же скоростью. Повторяем движение 5 раз.

7. Руки подняты на высоту плеч, ладонями кверху. Представьте себе, что в руках – гантели. Очень медленно, со скоростью все той же секундной стрелки сгибаем руки в локте и разгибаем их. 5 раз.

8. Руки подняты на высоту плеч, согнуты в локтях, ладонями внутрь. Со знакомой нам скоростью секундной стрелки сводим руки предплечьем к предплечью и разводим обратно. 5 раз.

9. Наклоните голову влево медленным и мягким движением. Расслабьте мышцы шеи настолько, что бы голова наклонялась под действием собственного веса и притяжения земли. Сосчитайте до 10. Очень важно – не задерживайте дыхание. Медленно поднимите голову,

теперь также наклоните вправо. Сосчитайте до 10, поднимите. Назад, сосчитаем до 10, поднимем. Вперед, до 10, поднимем.

10. Утюг. Прижмите подбородок к груди и «проутюжьте» подбородком по грудине вниз, насколько возможно.

11. Галстук жмет. Начинаем движение, так как в предыдущем упражнении, когда подбородок находится в нижней точке, тянемся им вперед. Так делает мужчина, когда ему жмет галстук.

12. Руки протянуты вперед, соединены в замок, рисуем замком окружность максимального диаметра.

13. Крылья. Руки за спиной, ладонями кверху. Делаем плавные движения вверх-вниз с максимально возможной амплитудой.

14. Вращение плечами. Круговые движения плечевыми суставами.

15. Исходное положение, лежа на коврике на спине. Руки вверх (по отношению к телу). Расслабиться. Вспомнить наше исходное положение – промежность втянута, ягодицы напряжены, низ живота

подтянут, дышим «через позвоночник», считаем до 10.

16. Ноги согнуть в коленях и поставить на ширину плеч. Руки под головой. Качаем пресс.

- Лопатки прижаты к полу, поднимаем только голову плечи. Следим за исходным положением. Повторяем от 5 раз и более, по степени подготовленности

- То же, но тянемся правым локтем (руки по-прежнему под головой) к левому колену и наоборот

- Лопатки прижаты к полу. Ноги согнуты в коленях, раздвинуты на ширину плеч. Поднимаем таз и удерживаем его в поднятом положении, как можно дольше. Следим за исходным положением мышц таза и дыханием.

- Оставьте правую ступню на левое колено, и повторите предыдущее упражнение.

- Теперь левую ногу на правое колено. От 5 повторений и более, в зависимости от степени подготовленности. Надо дойти до 3 подходов по 20 подъемов, в каждом упражнении.

17. Мышцы ног.

- Упражнение «велосипед» выполняем со скоростью секундной стрелки. Не страшно, что в первый раз вы сможете сделать его не более одного раза, постепенно наращивайте количество повторений до 50-75.

- Правая нога лежит на полу, левая поднята над полом на 15 сантиметров. Следим за исходным положением мышц таза и дыханием. Очерчиваем носком ноги окружности небольшого (10 см.) диаметра.

- То же левой ногой

- Лягте на правый бок. Правая рука под головой, левая упирается в пол перед грудью. Медленно (со скоростью секундной стрелки) поднимите левую ногу. Сосчитайте до 10. Следите за исходным положением мышц таза и дыханием. И, также медленно опустите ногу

- Повторите то же упражнение, поднимая обе ноги вместе.

ЗдОрово!

- То же, лежа на левом боку.
- Встаньте на четвереньки. Поднимите правую ногу параллельно полу (ССС-скорость секундной стрелки) Сосчитайте до 10. Следите за исходным положением мышц таза и дыханием. Также медленно опустите ногу
- Повторите упражнение левой ногой.

18. Поза кошки. Прогните спину, как кошка, когда сердится. Повторите 5 раз.
19. Поза собаки. Выгните спину дугой внутрь. 5 раз
20. Собака радуется рассвету. Стоя на четвереньках, прижмитесь грудью к полу. Потянитесь вперед, как бы прокатываясь грудью по полу. В максимально удаленной вперед точке плавно поднимите плечевой пояс (просто выпрямите руки). Так тянется собака на рассвете. Повторить 5 раз.
21. Лягте на живот. Руки согнуты в локтях, упор на локти. Плечи фиксированы. Посмотрите через левое плечо на правую

пятку и наоборот. Поворот шеи очень медленный - ССС. 5 раз

22. Сядьте на корточки. Обнимите руками колени, прогнитесь в спине. Сделайте это с напряжением, до максимального диаметра дуги. 5 раз.

23. Лягте на спину. Руки вверх (по отношению к телу). Расслабиться. Вспомнить наше исходное положение – промежность втянута, ягодицы напряжены, низ живота подтянут, дышим «через позвоночник», считаем до 10.

Переходим к медитации.

До начала медитации, подумайте, какую задачу вы хотите решить сегодня. Может быть получить ответ на волнующий вопрос? Может принять решение, может настроить себя на действие, активизировать способности, привлечь удачу. Сформулируйте свое задание подсознанию четко, одним предложением, не используя отрицательные частицы. Например "Я хочу найти свою бизнес - идею", или "Хочу понять, как мне улучшить отношения с мужем", "Мое тело становится гибким и легким", "Я каждым своим действием притягиваю удачу", "Я

ЗдОрово!

наслаждаюсь материальным благополучием и свободой" (не "независимостью", не "нет долгов" - только позитивные высказывания). То есть это может быть вопрос, запрос или аффирмация.

Примите удобную позу. Лучше сидя в восточной позе, но если это тяжело, то, помните – главное комфорт. Можно сесть в любой позе, или даже лечь. Главное - не уснуть. Подышите так, как было описано выше. Постарайтесь повторять дыханием ритм музыки. Вдох выдох. Представьте себе, как с вдохом воздух входит в тело, с выдохом – выходит. Сосредоточьтесь на ощущениях в пальцах правой ноги. Пропустите через них вдыхаемый воздух, ощутите тепло, легкость в пальцах. Теперь поднимайте это ощущение тепла выше, до щиколотки, до колена, до паха. Сосредоточьтесь на тепле в пальцах левой ноги, почувствовали тепло и легкость? Теперь поднимайте его до щиколотки, до колена, до паха. Ноги теплые и легкие, почти не ощутимы. Тепло поднимается по животу. С каждым вдохом оно поднимается выше и выше. До груди, до шеи. Теперь почувствуйте знакомое тепло и легкость в пальцах правой руки, поднимайте его до запястья, до локтя, до плеча. В пальцах левой руки, поднимаем до запястья, до локтя, до плеча. Тепло поднимется от шеи по лицу, с каждым вдохом проникая в голову. Тело прозрачно, наполнено теплой воздушной энергией, эта энергия свободно перемещается от макушки к ступням. При вдохе снизу вверх, при выдохе сверху вниз. Подышите, почувствуйте свободное перемещение энергии. Если ощущается «энергетическая пробка» или боль, в каком то участке «подышите через него». Представьте, что при вдохе воздух входит в проблемное место, проходит до макушки, и при выдохе входит в макушку и выходит из этого места.

Продолжайте дышать, стараясь соблюдать ритм музыки, сосредоточьтесь на звуках. Обратитесь к своему подсознанию с такой речью: «Я прошу мое подсознание подсказать мне как нужно решать проблему Х (надеюсь, Вы заранее решили, какую проблему будете решать сегодня) Говорите уверенным голосом, как если бы просили совета у адвоката, которому заплатили за его услуги ☺. Повторите просьбу три раза. Продолжайте слушать музыку. Не индуцируйте мысли, дайте сознанию свободно скользить по возникающим образам и мыслям, не фиксируйте их. Не старайтесь не думать. Просто слушайте музыку, дышите и свободно парите на крыльях сумеречного сознания.

В определенный момент Вы почувствуете либо

ЗдОрово!

непреодолимое желание действовать, либо наоборот, усталость, и желание прекратить медитацию. Спокойно встаньте, потянитесь, улыбнитесь себе и зафиксируйте первую пришедшую в голову мысль. При определенной тренировке, именно эта мысль окажется ключевой в решении заданной проблемы. Если нет, не расстраивайтесь. Подсознание все равно настроено на решение задачи. Просто Вы еще не научились понимать его намеки. Это придет со временем.

На сегодня Вы закончили Ваш комплекс. Если после занятий Вас переполняет энергия – пройдитесь по свежему воздуху, если, наоборот, усталость – примите теплый душ.

Тренировка вместе с медитацией занимают около часа.

Необходимо заниматься не реже 3 раз в неделю.

Хорошего Вам самочувствия, и до встречи на следующей тренировке.

Нехама Мильсон

Комплекс гимнастических упражнений для занятий в бассейне

Изначально комплекс написан для воды Мертвого Моря. Так что, если у вас есть возможность туда поехать, получите удовольствие, ну а если нет, не обессудьте, что некоторые упражнения в пресной воде выполнить затруднительно.

1. Исходное положение: лежа на спине, на воде. Подложить под шею надувную подушечку, руки в стороны, расслабиться на 20-30 сек. Если вам не удается удерживать расслабленное положение, попросите партнера поддерживать вас под плечи.

2. Исходное положение то же.

На счет 1-2 руки вверх, потянуться.

На счет 3-4 сгруппироваться, обнять руками колени потянуть голову к коленям. Повторить 6 раз.

3. И.П. то же. Левую ногу перенести через правую и потянуться руками влево. Повторить 6 раз

4. То же с правой ноги, руками потянуться вправо. Повторить 6 раз

5. И.П. то же Выполнять круговые движения в плечевых суставах, как при плавании на спине.

6. И.П. тоже ноги развести максимально, задержать на 5 сек. Вернуться в исходное положение.

7. И.П. то же Ноги согнуть в коленных суставах, разогнуть. Повторить 6 раз. (не возможно в пресной воде)

8. И.П. вертикально на глубине, где ноги не достают дна. Выполнять шаговые движения. (не возможно в пресной воде)

9. И.П. то же. Ноги поджать к животу, вернуться в и.п. Повторить 6 раз. (не возможно в пресной воде)

10. И. П. то же. Максимально выпрямить ноги, потянуть их вниз.

11. И. П. то же. Руки в стороны, расслабиться на 20 – 30 сек. (не возможно в пресной воде)

12. И.П. стоя в воде по пояс, удерживаясь одной рукой за поручень. Держаться за поручень левой рукой. Правую ногу согнуть под прямым углом в тазобедренном и коленном суставах. Правой рукой взять себя за правое колено и производить круговые движения ногой спереди назад. 6 раз.

13. То же, за поручень удерживаться правой рукой, упражнение выполнять левой ногой.

14. И.П. тоже. Поднять ногу в сторону, позволить воде растянуть ноги в тазобедренных суставах. Удерживать 10 сек.

15. То же другой ногой.

16. То же = потянуться свободной рукой к носку ноги.

17. И.П. тоже. Правой рукой взять правую ногу за голеностопный сустав так, чтобы локоть руки был перед коленом, притянуть ногу к себе. Производить качательные движения ногой вверх вниз. 6 раз.

18. То же левой ногой.

19. И.П. тоже. Взять себя правой рукой за голеностопный сустав правой ноги, за спиной. Производить качательные движения ногой вверх вниз. 6 раз.

20. То же, левой ногой.

21. Повторить упражнение №1.

ЗдОрово!

Я вам обещала в предисловии, что в книге вы встретитесь с моими целебными сказками. Сказка "Мира" была написана для женщины с тяжелыми болями в спине. она помогла не только ей, но и многим другим читателям. Привожу ее здесь, наравне с рецептами и рекомендациями.

МИРА ИЛИ СКАЗКА О ТОМ, КАК БОЛЬНО НЕ ЛЕТАТЬ.

Жили - были, в чудесной стране с красивым названием Мира, сказочные жители. Мирцы были очень разные, но жили дружно. В общем, это были четыре совсем разных народца, но они так любили друг друга, что предпочитали называть себя одинаково – просто Мирцы, или народ Миры.

Часть Мирцев была прямоходящей. Они больше всего были похожи на людей. Прямоходящие занимались науками, ремеслами, а еще очень любили строить.

Вторая группа – Ползающие. Эти обожали землю. Они были, в основном земледельцами. Ползающие получали энергию прямо от земли, поэтому все время, как бы обнимали ее, и передвигались ползком, прижавшись к поверхности планеты.

Третьи – летающие. Все они были невероятно легкими, веселыми, и, все как один, талантливые. Летающие в основном занимались исскуством. Из их же среды вышли почти все целители Миры. Там, в небе, они могли встретить душу больного и расспросить ее, почему возникла болезнь, и как ее исцелить.

Четвертые – Плавающие. Они занимались торговлей и внешней политикой.

Жили Мирцы весело, помогали друг другу. Каждый занимался своим делом. Болели исключительно редко, а когда такое случалось, кто-то из целителей быстро договаривался с душой больного, и, тот поправлялся.

Так бы и жила Мира своей счастливой, спокойной жизнью, если бы не цунами.

Мирцам цунами было не страшно. Плавающие заранее почувствовали его приближение, Летающие сверху предупреждали о передвижениях водного потока, Позающие помогли Прямоходящим выстроить земляную стену на побережье. Мира не пострадала. Когда волны улеглись, на стене нашли полуживое, избитое об камни существо. Оно было похоже на прямоходящих Мирцев, только кожа у него была странного розовато-белого цвета, и вокруг глаз росли тоненькие волоски. Да и глаза были не обычные, располагались не на висках, как у Мирцев, а около носа. Несчастного отнесли в хижину к целителю. Сколько не летал над потерпевшим целитель, но с его душой контакта установить не смог. Пришлось отпаивать травами и накладывать гипсовые шины на переломанные конечности.

Вскоре человек (так он назвал себя) стал поправляться. Он прогуливался по улицам Миры, заходил в кофейни и разговаривал с Мирцами. Человека бесконечно удивлял государственный строй Миры.

- Как же ваш король управляет таким народом? Ведь он не может быть уверен, что его приказы выполняются в точности. Ползающие делают все по своему, Летающие иначе, а Плавающие вообще уходят в открытое море, и не доступны отчетности!

- Приказы? Но наш король занимается своей королевской работой, ему не до каких-то приказов! Да и кому приказывать, если каждый занят своим делом?

- А что же тогда, по-вашему, королевская работа?

- О, у короля масса дел! Он назначает дату и место проведения праздников, утверждает сценарии радостных мероприятий, благословляет молодые пары, дает имена новорожденным детям, присутствует на всех творческих вечерах, открытиях новых музеев и театров, новосельях, принимает послов зарубежных государств, с которыми наладили связи наши Плавающие, а еще следит за отделением доли от урожая в пользу соседних, менее благополучных стран! Он так занят, что нам пришлось устроить революцию!!! – при этих словах Человек напрягся и стал слушать еще внимательнее,- мы настояли на том, чтобы король взял себе премьер-министра, который замещает его в течение одной недели ежемесячно. На эту неделю король с женой, принцами и принцессами уезжает на уединенный остров, ловить рыбу и отдыхать!

- А контроль, а наказание непокорных?

Этих слов Мирцы не понимали, но на всякий случай улыбались и кивали головой. Им не хотелось показывать Человеку, что между их языками есть такая разница, они боялись, что это может смутить его.

ЗдОрово!

Когда Человек совсем выздоровел, его стали приглашать на все государственные праздники. Так как Мирцы были очень веселым народом, праздники у них были почти каждый день. На выставках, новосельях и танцевальных вечерах, Человек старался держаться поближе к королю. Королю он тоже нравился. Правда, Мирцы стеснялись смотреть Человеку в лицо, уж больно он был некрасив по Мирским стандартам, но дружескому общению это не мешало.

Как то само собой получилось, что когда премьер-министр попросил годовой отпуск для женитьбы и рождения детей (у Ползающих было принято, что в период беременности и первые месяцы после родов мама и папа уединяются в уютной пещерке, и посвящают время друг другу и новорожденным деткам), на его место поставили Человека. Во-первых, он все равно все время крутился во дворце, во-вторых, у него одного во всей стране не было любимого дела, а в-третьих, он сам этого хотел.

И вот в очередной отпуск короля, под небом Миры раздался громкогласный призыв.

- СРОЧНО! СРОЧНО! СРОЧНО! ВСЕМ ЖИТЕЛЯМ МИРЫ СОБРАТЬСЯ НА ДВОРЦОВОЙ ПЛОЩАДИ!

Нехама Мильсон

Место, выбранное новым премьер-министром для встречи, всем показалось очень странным. Обычно всеобщие праздники проводились у кромки моря, чтобы всем жителям было удобно. Но Мирцы не стали спорить, решив, что премьер-министр устраивает какой-то новый, невиданный ранее праздник.

Летающие спустились с небес, ползающие приподняли головы над землей, плавающие выбрались на сушу, прямоходящие старались помочь друзьям устроиться поудобнее.

- Всемирский Указ! С сегодняшнего дня строго запрещается любой способ передвижения, кроме прямохождения! Всякий, кто попытается, в нарушение указа, летать, ползать или плавать, будет строго наказан. Для этой цели правое крыло дворца перестроено под тюрьму, где, на хлебе и воде, закованными в цепи, будут содержаться нарушители закона. Праздники нарекания детей и инициации совершеннолетия, ранее проводимые в этом помещении, отменяются.

Мирцы поначалу посмеивались, ожидая смешного сюрприза, но вскоре поняли, что Человек не шутит. Вокруг него стояло несколько, вооруженных отбойными молотками (ведь оружия в Мире никогда не было)

ЗдОрово!

Прямоходящих, преданно смотревших на нового правителя. В основном это были молодые люди, которые поверили страстным речам премьер-министра, об опасности, нависающей над их любимой страной, из-за мягкотелого правления, разброда в массах и неподконтрольности некоторых граждан власти!

Мирцы не стали спорить. Не в их характерах было тратить время и силы на конфликт. Неделя отпуска короля скоро закончится, и все встанет на свои места. Если что-то и беспокоило добрых жителей чудесной страны, так это судьба Человека. Они переживали за то, как ему будет неудобно и стыдно перед королем за глупые нововведения.

Но неделя прошла, а затем и другая, а король не возвращался. Ведь все Плавающие были на суше, и некому было переправить короля на большую землю.

Начались суровые времена. Нескольких Летающих поймали и бросили в тюрьму, одному даже отрезали крылья. Ползающие страдали больше всех, они даже спать, вынуждены были стоя, чтобы охранники не заподозрили их в ползании.

Шли годы. Мирцы привыкли к прямохождению.

Нехама Мильсон

Страна изменилась. Наступил голод. Земля, потеряв связь со своими земледельцами, перестала приносить урожай, каналы, не поддерживаемые работой Плавающих, перестали орошать поля. Конечно, о развитии искусств, нечего было и говорить. Летающие не могли творить без полета, а уж тем более на голодный желудок. Ремесла теряли свою сущность. Ведь не для кого Прямоходящим было разрабатывать новые формы надкрыльников для полета против потока воздуха. Никому не нужны стали исследования молекулярной структуры кораллов. В Мире давно ничего не строили.

Хуже всего было то, что все Мирцы стали болеть! От непривычной нагрузки на ноги и позвоночники, Ползающие, Летающие и Плавающие страдали страшными болями. От смены привычной среды обитания у них начались тяжелые кожные болезни. Плавающие задыхались на берегу и страдали астмой, Ползающие мучились от головокружения из-за не физиологичного положения головы, у Летающих развивалась болезненная атрофия крыловых отростков. Прямоходящие страдали больше всех. От чувства вины, у них болели сердца, от тоски по любимой работе воспалялись легкие, от страха перед

ЗдОрово!

неопределенным будущим отказывали почки.

Все Мирцы болели, но некому было их лечить. Ведь целители могли работать только в полете. Они излечивали своих пациентов, договариваясь с их душами, а сидя на земле, они ничем не могли помочь страдающим землякам.

В одной бедной хижине жил юноша. Он родился в семье Летающих, но в год указа был еще совсем маленьким, и даже не успел научиться летать. Его папа был тем самым первым Летающим, которому отрезали крылья, а маму он не помнил. Она через несколько недель после указа взлетела над дворцом, прямо не глазах у премьер-министра, и бросилась грудью на острый шпиль. Она не смогла жить без полета.

Юноша рос не задумываясь об утраченном качестве, как все ходил в школу, изучал новую историю Свободной Миры. На уроках анатомии и физиологии ученикам объясняли пользу прямохождения, бесполезность атавистических образований тела в виде крыльев, плавников и утолщений на ладонях. Специальность детям выбирал директор школы, скучный Мирец в темных очках с широкими руками и вечным головокружением. Происходило это на выпускном вечере. Директор подзывал к себе ученика, сверял номер его студенческого билета с номером профессии в реестре министерства труда, и судьба молодого человека решалась.

Наш Юноша окончил школу на прошлой неделе и получил распределение на стройку нового здания тюрьмы.

Сегодня он сидел у окна и думал о тяжелой работе, которая его ожидала. Юноша был инвалидом. Он постоянно страдал от тяжелейшей боли в спине. Эта боль не давала ему покоя ни днем, ни ночью. Раскаленным ножом взрезала она позвоночник между лопатками. Обезболивающие настои перестали помогать еще в детстве, специальная гимнастика прямохождения, назначаемая в таких случаях придворным целителем, только усиливала боль. Юноша редко был в состоянии досидеть урок в школе до конца. Мучительная резь в спине заставляла его без конца менять позу, и, не дождавшись звонка, выходить из класса. Немного облегчал муку отдых, лежа на траве, но если бы это увидел школьный надзиратель, не избежать бедному Юноше порки за ползание!

Однажды в жизни Юноши произошло странное событие. Он спрашивал об этом отца, но тот, запуганный властями, накричал на него, и строго настрого заказал никому никогда об этом не рассказывать. Юноша не рассказал никому, но сам все время вспоминал, и пытался понять, что же тогда случилось.

Он учился в 6-ом классе. Во время подготовки к уроку природоведения, к которому надо было написать трактат о ненаучности утверждений о наличии разумной жизни на островах, окружающих Миру, перо зацепилось за бумагу и на листе появилась огромная клякса. Была она необычная, похожая на дракона без головы. Юноша пальцем стал размазывать чернила, придавая дракону новую форму, приделал ему голову, нарисовал когти, струю огня из страшной пасти. Через несколько захватывающих минут он опомнился. Стыдливо оглянулся вокруг, с облегчением понял, что никто не видел его позорного, легкомысленного занятия. Вырвал лист с драконом, сжег его в плите, вымыл руки и сел переписывать трактат. Но всякий раз, когда он вспоминал об этом случае, он чувствовал тепло и легкость в спине между лопатками, легкое и приятно головокружение и шуршание крыльев за спиной.

Юноша продолжал сидеть у окна, раздумывая и вспоминая, на улице смеркалось. Вдруг в небе появилась маленькая точка. Она росла, приближаясь, и вскоре, юноша с ужасом понял, что это Летящий в небе. Юноша с трудом

Нехама Мильсон

поднялся со стула, спина в тот день болела как никогда сильно. Прохромал к двери, распахнул ее. Оглянувшись, не увидел посторонних возле дома, и замахал руками сумасшедшему в небесах.

- Сюда, сюда, скорее, пока тебя не увидели охранники!

Летящий увидел его призыв и спустился. Он оказался ровесником Юноши, незнакомым парнем с широкой и задорной улыбкой.

- Привет! Я смотрю ты тоже Летающий! Почему ты не полетел ко мне на встречу? Почему размахивал руками и звал меня на землю? У тебя больные крылья? Тебе нужна помощь? Я не очень хороший целитель, но если ты хочешь, я попробую договориться с твоей душой.

Юноша смотрел на Чужого во все глаза. Он понимал каждое слово, сказанное тем, его смысл его речи до сознания не доходил.

- Почему ты летаешь? – спросил он шепотом

- Почему летаю? А, ты это имеешь в виду. Да, генетика смешная штука! Мой папа Ползающий, мама Летающая. Все мои братья и сестры родились Ползающими, а я – один уродился в маму! Но в нашем случае это здорово. Ведь на

80

нашем острове нет никого кроме нас, если бы не папа и братья, мы с мамой умерли бы с голода. Ведь мы совсем не умеем обрабатывать землю. А они не обошлись бы без наших песен. А кто разрисовывал бы стены в построенных ими землянках? А кто поговорил бы с душой маленькой сестренки, когда она наелась незрелых яблок.

- Подожди! О каком острове ты говоришь? Почему ту нарушаешь указ, и что значит «разрисовывать стены»?

Собеседники поняли, что хоть и говорят на одном языке, но совершенно не понимают друг друга. И они начали рассказывать друг другу ту часть истории, которой недоставало второму.

Грустный рассказ больного Юноши мы, к сожалению уже знаем. А вот, что ему рассказал Чужой.

- Я по рождению принц Миры. Правда я родился уже на острове, и никогда в Мире не бывал, так что мой титул для меня ничего не значит. Но семейная легенда гласит, что много лет назад папа и мама с моими старшими братьями прибыли на остров в отпуск, а через неделю, когда они ожидали Плавающих, для переправки на большую землю, никто не приплыл. Мама полетела во дворец, чтобы выяснить, что случилось, но ее пытались подстрелить, и она срочно вернулась к нам. По пути она заметила, что ни Плавающих, ни Летающих, ни Ползающих в городе нет. Так мы остались жить на острове. Мама больше лететь не захотела, а папа и не мог. Кроме меня, как я уже сказал, Летающих детей у них нет. Так что, когда я вырос, я уговорил родителей разрешить мне слетать на большую землю и выяснить, что тут происходит.

Они разговаривали всю ночь. И наш больной Юноша узнал много потрясающих воображение вещей. Его новый друг пел ему свои песни, нарисовал невероятно похожий портрет и без конца рассказывал о невозможном счастье полета.

А больной Юноша говорил ему, что даже если бы и осмелился нарушить Указ, взлететь все равно не сможет, он же инвалид. И тогда, его новый друг совершил невозможное. Он взлетел ввысь, над головами, окруживших уже дом, стражников, и помчался искать душу своего друга. Когда он пытался вернуться, стражники направили на него оружие, он развернулся над домом, и, прокричав свой последний привет Юноше, умчался на остров, где его ждала семья. Но Юноша услышал его слова.

ЗдОрово!

- Ты болеешь, оттого что не летаешь!

Стражники сжимали кольцо оцепления, а Юноша все смотрел вслед своему другу.

И вдруг, впервые в его жизни, шальная и веселая мысль пронеслась в голове.

«А что я теряю? Свободу? Не хуже будет в тюрьме, чем на мнимой свободе. Жизнь? Она ни к чему мне без полета».

И Юноша, взмахнул непривычными крыльями, и, сначала кособоко и неловко, а потом все грациознее взмыл в голубую высь. Он летел, кричал от восторга, слезы текли по его бледным щекам, а небо вокруг переливалось таким разнообразием красок, что так и просилось вылиться палитрой на холст.

Он летел прямиком к дворцу. Герой ожидал, что в него станут палить из ружей, попытаются поймать, но стражники, ни разу ни столкнувшиеся с протестом и неповиновением, растерялись. Мирцы смотрели ему в след с немым восхищением, и вот, еще несколько молодых Летящих бросились ему вслед. В стране начался переполох. Старики испугано закрывали ставни, молодежь бросала опостылевшую работу и устремлялась к родной стихии. Плюхались в море Плавающие, взмахивали крыльями Летающие. Ползающие зарывались заплаканными лицами в родную землю, дышали ею, целовали ее. Прямоходящие заводили зажигательные танцы.

Никто и не вспомнил о страшном премьер-министре. И только его приближенный советник, бросившись в кабинет босса, чтобы получить указания, увидел удаляющуюся фигуру, со всех ног бегущую к единственной сохранившейся в стране лодке.

Самые сильные, молодые Плавающие организовали экспедицию на Королевский остров.

Нелегко пришлось королю по возвращению во дворец. Мирцы, стосковавшиеся по праздникам, устраивали их по любому поводу, а поводов у них теперь было много.

В хижине на окраине города сидели два друга, два Летающих юноши. Один из них, одетый в маленькую золотую корону, играл на лютне и пел Песнь Ветра, а второй писал на холсте предзакатное небо.

ЗдОрово!

БОЛИ В СУСТАВАХ.

Уникальные исследования европейских ученых показали, что прием таких натуральных целебных веществ как Frankincense (heb. Levona, rus. Ладан) и Myrh (heb. Mor, rus. Мирро) в дозе ½ ч.л каждого трижды в день, снимает воспаление в соединительной ткани. Оба они имеют смолянистую консистенцию и неприятный вкус, поэтому лучше принимать их в капсулах. По 3 капсулы каждого вещества в день. Курс лечения не ограничен. Побочных явлений нет. Капсулы можно заказать в нашем магазине.

Кроме того, рекомендую для лечения болей в суставах лечебный мармелад (читайте о нем в главе о болях в спине).

Нехама Мильсон

Ревматоидный артрит

У меня есть интересный опыт лечения ревматоидного артрита. Поделюсь им здесь. В начале несколько слов о классическом подходе к этому заболеванию.

Ревматоидный артрит, на сегодняшний день, одна из самых распространенных болезней, поражающих сустав. Официальная статистика утверждает что от нее страдает 1% населения земли, причем соотношение мужчин и женщин среди болеющих 1:5. Чаще всего заболевание развивается после 30 лет.

Ревматоидный артрит это системное, аутоиммунное заболевание соединительной ткани, проявляющееся главным образом хроническим воспалением суставов. Поражаться могут все суставы, но излюбленными местами этой болезни являются голеностопные суставы, суставы лодыжек, коленей и кистей рук. Кроме того, сустав между 1 и 2 шейными позвонками тоже часто страдает от РА.

Аутоиммунные заболевания это такие болезни, при которых, по какой-то причине организм начинает вырабатывать антитела против собственных здоровых тканей, что приводит к развитию аутоиммунного воспаления, и, затем, к разрушению этих тканей.

Медикаментозное лечение РА включает в себя две основных линии:

- подавление избыточной активности иммунной системы;
- подавление воспалительной реакции

Подавление иммунитета представляет собой основу лечения ревматоидного артрита. Для этого используются базисные противовоспалительные препараты (БПВП) - Метотрексат, Арава, биологические препараты, такие как инфликсимаб, адалимумаб, этанерсепт ритуксимаб, анакинра, абатасепт и глюкокортикостероиды.

 На втором уровне действуют нестероидные противовоспалительные препараты (НПВП), такие как Ибупрофен, Вольтарен, Диклофенак и глюкокортикостероиды.

Лечение лекарственными травами, физиотерапия, массаж, иглорефлексотерапия считаются дополнительными видами лечения, которые могут облегчить симптомы, но не в состоянии воздействовать на течение болезни.

Нехама Мильсон

Прогноз РА неблагоприятен. Ранняя инвалидность, заболевания, связанные с побочными эффектами лекарств, снижение продолжительности жизни в среднем на 5-10 лет.

Врачи относятся к РА, как к заболеванию неизлечимому, стремятся облегчить страдания больного и как можно дальше отодвинуть наступление тяжелой инвалидности.

Вот такая непривлекательная картина... Мне совсем не хочется с ней мириться, так как РА болен один из самых близких мне людей. Поэтому, потратив не мало дней и ночей на изучение этого заболевания, на поиски народных и не традиционных средств лечения, и получив хороший результат лечения, я представляю вам сейчас альтернативный взгляд на ревматоидный артрит.

Глубинной причиной любого аутоиммунного заболевания является отторжение некой части себя, качества, выбора, решения. Хроническое заболевание суставов - отказ от изменений (ноги) и/или действий (руки). Таким образом ревматоидный артрит говорит нам "Я не принимаю себя таким, но не готов (боюсь) что-либо менять в ситуации".

Давайте подойдем к лечению со всех сторон.

1. Лечение причины.

Есть три пути решения проблемы "Не принимаю

ЗдОрово!

себя таким, и не готов ничего менять". Либо работать над приятием себя, либо над изменением ситуации, либо над уровнем своей осознанности.

Подробно способам исцеления глубинной боли я обучаю своих студентов в Международной Школе Реклайфинга Нехамы Мильсон, но и тут дам вам действенный совет.

Пасьянс "Осознание" для "не принимаю себя, и ничего не готов менять".

Вам понадобиться три, желательно разноцветных, конверта, три набора канцелярских карточек или квадратиков бумаги. Конверты надпишем: "Люблю", "Стройматериалы" и "Мусор".

Теперь, создайте себе условия для расслабленного раздумья. Можно включить любимую музыку, подышать так, как мы учились в разделе "медитация" главы о Медитативной Гимнатике доктора Мильсон. Напишите список из 50 пунктов (минимум) качеств "идеального" человека. Не идеального, в смысле не реальности, а самого лучшего в ваших глазах, такого, каким вам бы хотелось быть, если бы ни что вас не останавливало и не ограничивало, если бы можно было все переписать с чистого листа, написать образ главного героя фильма о вас, самостоятельно. Пусть в списке будет все, внешность, характер, вид деятельности, хобби, семья, манеры. Пишите и те качества, которыми обладаете, и те которых в вас нет, и те, которых быть не может по определению, но они вам кажутся привлекательными (например роскошная кудрявая борода мягкого шатенового цвета у женщины-блондинки).

Затем, берите в руки по одной карточке, читайте написанное на ней, и слушайте себя.

В конверт "Люблю" должны попасть карточки с качествами и проявлениями вашей личности, которыми вы обладаете в реальности, и, которые вам нравятся, делают вас счастливее.

В конверт "мусор" карточки, на которых оказались качества, которых у вас нет, но, при внимательном рассмотрении и раздумьи, они не так уж и важны.

Те пункты, которыми вы не обладаете, но очень хотели бы, помещаются в конверт "стройматериалы".

Затем работаем со "стройматериалами". К каждой карточке надо написать 5 пунктов "Что я готов/а начать делать уже сейчас, чтобы реализовать это качество в своей жизни". При выполнении этого задания выполняйте 2 правила: "я готов/а" значит, что вы не должны для этого прибегать к чужой помощи, эти действия должны приносить радость.

Следующий этап - сегодня же начать выполнять эти пункты. Пересматривайте иногда свои конвертики (надеюсь карточки из конверта "мусор" вы догадались выкинуть сразу). Список "люблю" поможет вам не забывать о своих положительных сторонах, а в списке "стройматериалы" будут происходить изменения. Некоторые карточки станут перемещаться в "Люблю", ну а некоторые... перестанут быть актуальными и полетят в "мусор".

К лечению изначальной причины заболевания я отношу и сказкотерапию.

ЛЮБОВЬ ИСЦЕЛЯЮЩАЯ

Глухой стук раздавался уже давно, он превратился в некий звуковой фон, слившийся со стуком сердца, дыханием и стрекотанием сверчка где то в глубине дома.

- Пожалуйста, впустите меня! Вы слышите, пустите, пожалуйста!

- Нет, тебе не место здесь! Уходи!

Этот диалог повторялся день за днем. Один голос просил принять его, второй, неуловимо похожий, отвергал раз за разом.

Неизвестно, когда началась эта бесконечная словесная перепалка, было это так много лет назад, что никто уже и не помнил, когда и почему тот, что внутри решил закрыть навеки двери перед тем, что снаружи, а тот кто был отвергнут, решил не сдаваться, и день за днем, год за годом продолжать стучаться в заветную, запретную дверь.

Нехама Мильсон

И сегодня снова, ожесточенно захлопнута дверь перед носом просителя. Закрылся в своем тягучем, беспросветном одиночестве тот, кто внутри. И сегодня опять стук не достиг цели. Снова не принят, снова отчужден в свою глухую тоску тот, кто снаружи.

Само строение, послужившее яблоком раздора между двумя этими одинокими сущностями не внушало зависти прохожему. Серое, скучное, словно стесняющееся собственных стен, оно выглядело нездоровым, непригодным для жилья.

Стояло это строение чуть в стороне от деревни, и некому было обратить внимание спорящих на то, что каждый нетерпеливый стук одного, каждый резкий отказ другого вызывают легкое содрогание стен, и после каждого такого полудвижения, остается на стенах то изогнутая щепка, то взбухшая шишка на бревне...

Нельзя сказать, что было то место таким уж безрадостным. Тот, что внутри, по вечерам зажигал лампу в красивом оранжевом абажуре. Теплый свет сочился из окон, согревая напоминанием о доме, тепле и любви окружающие дворики, и, съежившегося, у покосившегося слегка забора, того, что снаружи.

ЗдОрово!

Тот, что снаружи иногда, холодными вечерами разжигал веселый можжевеловый костер, и запах горящей хвои наполнял манящим покоем легкие окружающих селян, и, того, кто внутри.

Иногда путники забредали на теплый свет из окна. Тот, что внутри подпускал их совсем, иногда, расчувствовавшись, даже открывал окно... Но испугавшись прикосновения холодного воздуха улицы, опасаясь, что чужак принесет эту зябкость внутрь убежища, захлопывал окно еще раньше, чем разочарованный нелестным приемом гость разворачивался, продолжить свой путь.

Иногда добряки лесные бродяги приближались к жару смоляного костра. Тот, кто снаружи доставал кружки и котелок, грел чай, заваривал лесные травы, но бродяг пугала его, суетная слегка, готовность угощать и привечать всякого, и они сбегали обратно в лес.

Так и текла их обоюдно одинокая, невеселая жизнь, и разрушался постепенно не любимый обоими дом.

Однажды, обычным, не ярким утром, вместе с птицами и шуршанием белок в лесу проснулась странная песня. Женский голос, мягкий и настойчивый одновременно, неуловимый, срывающийся на эротичную хрипоту и снова взмывающий чистотой соловьиной трели пел мелодию, вплетая в нее слова, которые были понятны, но звучали будто на другом языке.

Здесь, где-то здесь в этом диком лесу

Живет то, что ищу я все лета и зимы

То, что нуждается в том, что несу

В сердце своем через степи, заливы

То, что утеряно мною давно

То что ищу и не знаю названья

То, без чего не могу все равно

В жизнь воплотить свое древнее знание

Здесь, где-то здесь без меня много лет

Ждет или ищет, зовет и тоскует

и никакого препятствия нет

Встретимся вскоре мы и возликуем

ЗдОрово!

Вместе, и в полном слиянии душ

Сможем в сонет мироздания влиться

Сгинет в ничто одиночества сушь

Новая теплая вечность родится.

От этого странного пения, захотелось тому, что внутри, открыть окно и впустить струю свежего воздуха с частичкой нежного голоса в свое убежище. И захотелось тому, что снаружи, замереть, вслушиваясь, не спугнуть суетливой заботой чарующую певицу.

- Послушай,-   прозвучал неожиданно голос, совсем рядом со странным строением, - я наконец нашла тебя! Я искала тебя так долго! Много веков. Я знаю, что давным давно, когда меня еще не было на этом свете, я придумала тебя. Я знала, что ты ждешь моего прихода, что тоскуешь в одиночестве, думала, что ты бродишь по миру в поисках. Но почему ты не искал меня, любовь моя? Почему не звал, не слагал стихов, которые, облетев мир, подали бы мне знак? Почему так холодно в твоем лесу, почему не встречаешь меня песнями?

Тот, что внутри грустно слушал ласковые речи, зная, что они не могут быть обращены к нему, жалкому, ничем не приметному существу, живущему в убогом строении...

Тот что снаружи, поглядывал с завистью в сторону закрытой для него навеки двери, думая, что верно тому, имеющему крышу над головой, уважаемому, имеющему право изгонять его - несчастного бродягу, обращены эти нежные речи.

Казалось. даже сам дом, попытался выпрямить свои искривленные безлюбием стены и криво усмехнулся бликом в окне. Не для него же, убогого мог журчать мягкий голос....

А удивительная гостья продолжала изливать свою любовь:

- Я нашла тебя, милый, долгожданная любовь моя, я нашла тебя. Мы больше никогда не расстанемся. Ни в этой жизни ни в будущей. Теперь мы вместе. Теперь две одинокие половинки могут воссоединиться и стать счастьем. Я не оставлю тебя больше никогда. Мне так дорог твой милый дом (убогое строение колыхнулось в смятении), твоя богатая внутренняя жизнь

ЗдОрово!

(занавесь на открытом окне дрогнула), твоя милая маска гостеприимного бродяги (зарделся у костра вечно отверженный). Я вижу, ты совсем засох без меня, бедняжка, я напою тебя своей нежностью, я пропитаю твою душу своей любовью, я согрею твое тело, твое сердце оттает, ты сможешь поверить в мою любовь и в мою безграничную преданность. Поверь мне, пожалуйста, я люблю тебя!

Нет больше убогого строения, нет, запершегося внутри одинокого страха, нет вечно отверженной сущности, лежит у пятисотлетнего дуба юноша с искореженным болезнью телом, со страдающим лицом, прячет глаза полные недоверия и боли.

Гостья встала на колени рядом с простертым телом, гладит его плечи, лицо, волосы, слезы любви и сочувствия падают из ее прекрасных зеленых глаз на скрюченные болезнью руки, проникают в каждую клетку тела, горячие, наполненные сердечным теплом.

- Милый, мы будем вместе всегда. Ты знаешь? Ведь всегда, это больше, чем жизнь, дольше, чем вечность.

Засыпает юноша под ласковыми руками, и снится ему не то сон, не то явь давно прошедшая. Он малый ребенок, одно неловкое , грубое прикосновение няньки вдруг сказало ему, несмышленому, что быть им - мерзко и гадко. И не захотел маленький быть собой. Не захотел принять себя собою, отверг какую-то важную, неотрывную часть себя, выгнал ее на вечный холод. Часть неотделимую настолько, что она не смогла отдалиться от тела, день за днем и год за годом стучалась и просилась обратно, а одинокий обломок души караулил закрытые двери, прислушиваясь, там ли еще оно... его неразлучное....

- Любовь моя, только не умирай теперь, теперь, когда я нашла тебя, когда руки мои коснулись твоего сердца, когда глаза мои слились с твоим взглядом, не оставляй меня, любимый!

- Я ... люблю... тебя... - непривычным голосом сказал юноша, и был этот голос достаточно силен, чтобы понять, что смерть больше не грозит ему, хоть и двоился чуть на высоких нотах.

- Я люблю тебя, я верю тебе, я хочу быть с тобой... - и с каждым словом тело его восстанавливало силу и искривленные конечности выравнивались и мышцы наливались мощью.

ЗдОрово!

А когда он смог встать на стройные свои, мужественные ноги, он запел приятным тихим баритоном:

Здесь, где-то здесь в этом странном лесу

Жил в вечном холоде ожидания

Жижу болотную пил, не росу

Радостный миг променял на страданье

Та, что утеряна мною давно

Та, что намолена мною в рыданьях

Та, для которой открыто окно

Древним обещанная преданьем

Ей я открылся и в душу впустил

Я доверяюсь любви без остатка

Ради нее я надежду взрастил

Как же любимой довериться сладко.

Воссозданный, принявший отверженную свою часть, вновь рожденный он протянул руки к своей возлюбленной, и слились они в объятии истинной любви, любви исцеляющей, любви объединяющей, любви, которая, соединяя двоих, делает их одним - сильным до всемогущества, счастливым без ограничений СверхЧеловеком.

Теперь приступим к исцелению симптомов заболевания. Первый этап лечения - очищение организма. Костно-мышечная система первой реагирует на зашлаковывание. Наша программа очищения логична и проста. Она начинается с очищения кишечника, так как более глубокое очищение требует свободного кишечника, иначе шлаки не имея выхода, станут всасываться в кровь снова. Затем очищаются желчный пузырь и желчные пути, затем кровь и лимфа, и, напоследок легкие.

ЗдОрово!

ФИЗИЧЕСКАЯ ЧИСТКА ОРГАНИЗМА

Физическое состояние в первую очередь зависит от чистоты организма. Мы живем, не задумываясь об этом, используя свое тело как безразмерную помойку. В среднем взрослый человек, не проводящий периодических чисток, носит в себе около 5 кг слежавшихся каловых масс, которые годами отравляют организм. А мы еще добавляем ежедневно пищу, которая не несет в себе никакой пользы, и, зачастую не перерабатывается организмом, а продолжает оседать в кишечнике.

Путь к физическому здоровью пролегает через "генеральную уборку"... И, к сожалению, нет ни обходного пути, ни лифта.

Процесс физического очищения состоит из четырех этапов очищения:

- Первый этап – очищение кишечника,
- Второй этап – очищение желчных путей, печени,
- Третий этап – общая чистка организма,
- Четвертый этап - очищение легких.

Если вы живете в США или Канаде, то вам повезло, вы можете заказать у нас полностью готовый набор для чистки. Если же такой закза невозможен, то придется воспользоваться нашим рецептом и сделать все сборы самостоятельно. Полностью рецепт чистки изложен в брошюре "Эксклюзивные рецепты доктора Нехамы", которую вы можете заказать по email: admin@reclifing.com

А пока вы ждете свою брошюру, начните первый этап чистки. Те, кто заказывает набор для чистки у нас, проводят очищение кишечника самым простым и физиологическим способом. Мы используем для этого самое лучшее в мире слабительное - высушенный сок нескольких сортов алое - цабр, или цабур в арабском произношении. Особенность цабра в том, что к нему не возникает привыкания. Люди с хроническими запорами принимают его длительное время, постепенно приучая свой организм к оптимальному освобождению. Принимать по 1 капсуле вечером. А для остальных вот порядок очищения кишечника.

Первый этап. Очищение кишечника.

Сразу оговорюсь, я, в принципе против клизм!!!! Но... если Вы не придерживаетесь здорового, сбалансированного питания, богатого клетчаткой, и никогда ранее не производили чистку... без них не обойтись.

ЗдОрово!

Методика очищения кишечника занимает 3 недели и включает в себя 4 очищающие клизмы.

Для этого придется обзавестись кружкой Эсмарха.

Для клизмы используем 1-1,5 л воды комнатной температуры (рукой ощущается как чуть-прохладноватая) со стаканом настоя ромашки (1 ст. л. сухой травы заливается стаканом кипятка, настаивается 20 минут, процеживается) и, в зависимисти от базовой кислотности желудка, 1ст. л. лимонного сока (при низкой кислотности) или 1 ч.л. пищевой соды (при высокой кислотности). Если Вы не знаете, какая у вас кислотность, не добавляйте сок и соду. Конечно, чистку кишечника лучше проводить тогда, когда меридиан толстого кишечника находится в активном состоянии, но для этого нужно уметь составлять карту активности меридианов в зависимости от географического расположения объекта и его личные биоритмы... Так что я Вам советую не заморачиваться сложными расчетами, а ориентироваться на собственное удобство. Учитывая, что реакция на клизму очень индивидуальна, у кого то вся масса выходит за один раз, кто то вынужден повторно посещать туалет в течение нескольких часов, мне кажется оптимальным время во второй половине дня за 2-3 часа до сна, если вы работаете в первую смену, или утро выходного дня.

Нехама Мильсон

Проведение очистительной процедуры

Для проведения очистительной процедуры заполненную кружку Эсмарха укрепляем примерно на уровне человеческого роста (например, на перекладине шторы в душевой кабине или на одежный крючок в ванной), становимся в коленно-локтевое положение и осторожно вводим в задний проход, смазанный маслом, наконечник. Принимаем позу, в которой плечи находятся ниже таза, и, удерживая наконечник одной рукой, дожидаемся опорожнения кружки. Если вода прекращает движение, потяните слегка за наконечник, не выводя его наружу. Для облегчения процедуры дышите глубоко с использованием мышц живота, втягивая живот на выдохе и выпячивая на вдохе. Когда кружка опустеет, встаньте и походите 5-10 минут. Поглаживайте живот мягкими движениями по часовой стрелке для облегчения спазмов. После этого можно пойти в туалет.

Первая неделя

Эту приятную процедуру мы проводим в первый день чистки. Затем, в течение недели, принимаем чай сенны по одному стакану 1раз в день перед сном (один пакетик чая на стакан или 1 ст.л. сухих листьев сенны на стакан кипятка, настоять 20 мин). В таком случае чай сработает утром, при начале активного движения, поэтому учтите, что встать надо на час раньше, чем обычно. Чай сенны не очень вкусный, поэтому я добавляю в него горстку изюма (для меня это самый вкусный в мире продукт, с изюмом я и хину съем), можно добавить мед, лимон, любимый сок. По окончанию недели повторяем очистительную клизму.

Вторая неделя

Недельный перерыв, во время которого мы придерживаемся вегетарианской диеты (полный отказ от продуктов животного происхождения) и обязательно 1 порция "Живительного" салата в день.

Рецепт салата **«Живительный»**:

Свежая капуста - 100 гр

Свежая морковь - 100 гр

Свекла свежая - 100 гр или вареная 200гр (зависит от вкуса и ощущений, не все любят сырую свеклу)

Капусту нашинковать, морковь и свеклу потереть, заправить любым растительным маслом. Лучше не солить, или минимальное количество соли, по вкусу можно добавить сок лимона или грейпфрута, чеснок, сушеный чернослив.

Третья неделя

Повторяем действия первой недели.

Если по какой либо причине, вы абсолютно не в состоянии пережить клизму, то можно использовать другой способ. Предупреждаю заранее, что он менее удобный. В течение первой и третьей недель выпиваем 1-3 стакана чая сенны через час после еды (обычно три стакана переносятся нормально, но если такая доза вызывает тяжелый понос, нарушающий обычную жизнедеятельность, можно снизить до одного стакана вечером, или двух - днем и вечером). После чая минимум час надо активно двигаться.

По окончанию трехнедельной чистки желательно пропить в течение месяца пробиотики. Клизмы и слабительные вымывают не только шлаки, но и дружественную микрофлору, и ее надо восстановить. При покупке пробиотиков, обратите внимание, что в их состав должны входить 2 вида бактерий: бифидум - и лактобактерии.

Второй этап — очищение желчных путей, печени вы сможете начать сразу, как только получите свой экземпляр брошюры "Эксклюзивные рецепты доктора Нехамы".

ЗдОрово!

Лечебные средства при ревматоидном артрите.

ПРОТИВОВОСПАЛИТЕЛЬНАЯ ЛИНИЯ:

Солодка

Стероидные соединения корней солодки по строению близки к глюкокортикостероидам (гормоны вырабатываемые в организме человека корой надпочечников). За счет стероидных соединений водные вытяжки препарата оказывают противовоспалительный, адаптогенный и антигистаминный эффект, стимулируют кору надпочечников.

При ревматоидном артрите принимают по 2 капсулы 3 раза в день. Внимание (!!!) ЕСЛИ ВЫ ПРИНИМАЕТЕ ДОЗУ СТЕРОИДНЫХ ПРЕПАРАТОВ БОЛЕЕ 20 МГ В ДЕНЬ, ОБСУДИТЕ ЦЕЛЕСООБРАЗНОСТЬ ПРИЕМА СОЛОДКИ С ГРАМОТНЫМ ВРАЧОМ.

Любене (Frankincense, Ладан) + Мор (Myrh, Мирро)

по 3 капсулы каждого вещества 3 раза в день.

Кора ивы

Кора ивы белой содержит химический предшественник ацетилсалициловой кислоты, салицин, с которым связано ее противовоспалительное и противоревматическое действие.

2 капсулы 3 раза в день. Внимание (!!!) ЕСЛИ ВЫ ПРИНИМАЕТЕ ПРЕПАРАТЫ РАЗЖИЖАЮЩИЕ КРОВЬ ПРИЕМ КОРЫ ИВЫ ОПАСЕН!!! ДЛЯ АСПИРИНА ЭТО ПРЕДУПРЕЖДЕНИЕ ИМЕЕТ СИЛУ ПРИ ДОЗЕ ВЫШЕ 150 МГ В ДЕНЬ.

Огуречник (Борачник, Borago)

2 капсулы 3 раза в день

ОБЕЗБОЛИВАЮЩАЯ ЛИНИЯ

Базилик + Вербена

2 капсулы 3 раза в день.

Масло для массажа

100 мг оливкового масла

15 капель эвкалиптового масла

20 капель мятного масла

15 капель масла черного перца

Использовать подогретым. Растирать больные

суставы перед сном.

Для снятия острых болей:

- компресс кашицы из черной редьки;

- растирание: сок черной редьки 1 стакан,
  мед 1 стакан,

  водка 1,5 стакана,

  соль поваренная 1 ст. л.

использовать без настаивания, остаток хранить в холодильнике.

Гимнастика

Я использую для лечения моих пациентов "Медитативную гимнастику доктора Мильсон", она идеально подходит для больных ревматоидным артритом, так как не давая травмирующей нагрузки на больные суставы, помогает сохранить объем движения и укрепить мышцы. Так же мы используем гимнастику в воде. Если в вашем городе есть водный артритный класс, рекомендую записаться сегодня же, если нет, то пользуйтесь комплексом из главы о "Болях в спине". Занятия в воде не менее 2 раз в неделю, в дни когда вы не занимаетесь в бассейне - обязательно выполнять комплекс "Медитативной гимнастики доктора Мильсон". Не все упражнения будут даваться вам сразу, не переживайте, вводите усложнение постепенно.

ПРОГРАММУ ЛЕЧЕНИЯ РЕВМАТОИДНОГО АРТРИТА ВЫ МОЖЕТЕ ЗАКАЗАТЬ В НАШЕМ МАГАЗИНЕ.

ЗдОрово!

ЖЕЛЧЕКАМЕННАЯ БОЛЕЗНЬ

Лечение желчекаменной болезни нужно прежде всего провести чистку кишечника, как указано в предыдущей главе.

По окончании 3 недельной чистки кишечника:

1 день: Прованское масло и лимонный сок. Для лечения нужно взять 0.5 литра масла прованского, 0.5 литра сока лимонного. Процедуру растворения камней из желчного пузыря проводят в течение суток. Принимать лечение через 12 часов после последнего приема твердой пищи. Чай и воду употреблять можно. Лучше эту процедуру делать вечером перед выходным днем. Часов в 7 вечера выпить 4 столовые ложки прованского масла, и медленно запить эту дозу масла 1 столовой ложкой лимонного сока. Затем через 15 минут выпивают 4 ложки масла и запивают ложкой лимонного сока. И так нужно повторять через каждые 15 минут пока не будет выпито все масло. А оставшимся соком лимона запить последнюю дозу прованского масла.

Нехама Мильсон

СЕРДЕЧНО-СОСУДИСТЫЕ ЗАБОЛЕВАНИЯ

Эта группа заболеваний включает в себя огромное количество страданий связанных с сердцем, артериями и венами. В основном, говоря о сердечно-сосудистых заболеваниях в быту мы имеем в виду ишемическую болезнь сердца с ее основным проявлением - стенокардией и инфарктом миокарда, сосудистые поражения мозга и основную причину всех этих проблем - атеросклероз. В сказке "Сказка для Дракона", написанной для очень известного в прошлом актера, а нынче одного из талантливейших в России поэтов, закодированы (впрочем, довольно прозрачно) причины сосудистых заболеваний. А сбор, состав которого я привожу в этой главе помогает не только предохранить сосуды от повреждения, но и улучшить состояние больного с последствиями инфаркта или инсульта.

ЗдОрово!

Сбор для лечения сосудистых заболеваний (стенокардия, состояние после инсульта, возрастное нарушение памяти, атеросклероз)

10 частей гинко билоба

5 частей коры ивы

2 части мелиссы

5 частей ромашки

2 части ашваганды

1 часть валерианы

2 части пассифлоры

заваривать по 1 ст. ложке на стакан кипятка. Принимать 1 стакан в день, в первой половине дня.

Прекрасный эффект для снижения уровня холестерола в крови дает прием рашада (семян кресс салата), по 1 ч.л. толченых семян во время самой калорийной трапезы в течение дня. Рашад имеет пряный, очень специфический вкус, поэтому можно принимать его в капсулах, 2 капсулы во время еды. Где взять капсулы рашада? Догадайтесь! :-). Правильно! Закажите в нашем магазине.

Легкий диагностический признак, по которому вы можете определить, вызывать скорую помощь, или спокойно ждать разрешения болей. Приступ стенокардии всегда короток. Это жгущая или давящая боль за грудиной, которая может отдавать в левую руку, горло, левую лопатку, челюсть слева. Боль длиться несколько минут. Чаще всего бывает серия приступов, но всегда есть "светлый промежуток" между короткими промежутками боли. Боль не реагирует на движения и дыхание.

Если боль более получаса, и при этом общее состояние остается удовлетворительным, нормальный пульс, нет головокружения, холодного пота, слабости или тошноты, то, скорее всего это не сердечная боль. Проверьте, не становится ли вам легче от смены позы. Прощупайте болевую зону. Сердечные боли не вызывают болезненности при прощупывании.

Если приступ вызывает подозрение сердечного, или даже инфаркта, вызывайте врача. А пока ожидаете его приезда, используйте метод су-джок. Помассируйте наружную поверхность мизинца (можно даже зубами), потрите ладони одну об другую до возникновения тепла. При острой боли (как и при любом другом остром состоянии - потери сознания, резкой слабости) сами, или с посторонней помощью сделайте сильный (можно острым предметом, зубами, не бойтесь даже выделения крови) массаж кончиков пальцев. Точки скорой помощи находятся с двух сторон в 1,5 мл. от угла ногтевого ложа всех пальцев рук.

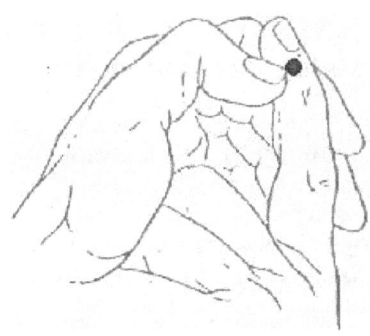

Нехама Мильсон

СКАЗКА ДЛЯ ДРАКОНА.

Ох уж эти сказочники! Напридумывают же,

что драконы жрут принцесс! Драконы принцесс ЛЮБЯТ!

Из ленты facebook одного Дракона.

Жил-был Дракон. По драконьим меркам самый что ни на есть качественный экземпляр. Золотисто-изумрудный, большой, добрый. Он чудно танцевал драконий танец солнца, сочинял красивые баллады на древнем драконьем языке, переливался всеми цветами радуги. И вот пришло его время, и полюбил он Принцессу. Тоже по человеческим меркам абсолютно замечательную. Красавицу и умницу, и вальс танцевать умеет, и на клавесинах играть, и поет ангельским голосом. Принцесса не зря несла в себе кровь древнего царского рода, была она мудра не по годам, и смогла рассмотреть в Драконе доброе сердце и незаурядные таланты. И конечно, полюбила его всей душой.

Что и говорить, родители ее – Королева Мать и Его Величество Король не рады были такому выбору, да что поделаешь, молодежь нынче разве родительского благословления ждет?

ЗдОрово!

Поворчали, поворчали, да и закатили молодым свадьбу – пир на весь сказочный мир.

Зажили Принцесса с Драконом душа в душу. Она играла на клавесине, он танцевал танец Солнца, она пела свои человеческие песни, а он сочинял свои драконьи баллады. Она улыбалась ему своей нежной улыбкой, а он сверкал золотисто-изумрудными переливами.

Дракон, как и все представители этого древнейшего племени, обладал волшебным свойством. Всякое слово, слетавшее с его уст, несло в себе Высшую Истину, и, как всякое истинное слово, сразу воплощалось в реальность.

- Как ты прекрасна! – говорил Дракон своей любимой, и она становилась по-настоящему красивой

- Я люблю тебя, - произносил он, и Истинная Любовь поселилась в его сердце на веки вечные.

- Когда у нас родится сын, я научу его летать и танцевать танец солнца, - мечтал Дракон, и его слова ожили, на свет появился чудный ребенок.

Принц взял все самое лучшее от обоих родителей. Он умел танцевать танец Солнца в небе, и вальс в зале дворца. Он пел звенящим голосом мамины песни, и читал наизусть длинные мудрые драконьи баллады. Он улыбался своими черными глазами Разноцветному миру вокруг, и создавал это многоцветье переливами своего золотисто-изумрудного, большого тела.

Бабушка и дедушка души не чаяли в маленьком Принце. Но, конечно, они гордились исключительно его человеческими качествами. Ну а радужные переливы, драконий язык, танец солнца… что ж, приходится принимать своих близких со всеми их недостатками. Вот только нужно оградить мальчика от пагубного драконьего влияния. Да и Принцесса уж выросла, стала Молодой Королевой, и пора бы ей подумать о престиже королевского трона, да поискать на него более подходящего короля. Нет, нет, вы не подумайте, что венценосная чета не любила Дракона. Разве можно противостоять драконьему обаянию? Но так уж устроен человеческий мир. Родители любят своих детей, и хотят им лучшего… в своем понимании.

Страшная вещь – слова. Конечно, людские речи не обладают волшебной силы драконьего слова, но злое изречение поселяет страшную заразу в душу, и она потихоньку разъедает ее изнутри, пока не добьется своего. Заметь вовремя Дракон

ЗдОрово!

эту диверсию против его счастья, достаточно ему было только сказать:

- Мы вместе на века!

И его волшебная сила одолела бы зло. Или мог бы он пыхнуть пламенем. Осторожно, не сжигая, только припугнуть. Или бы посадил Молодую Королеву с сыном на свою огромную сильную спину, и унес бы далеко, далеко, в драконью страну…. Но Дракон был молод и не искушен в дворцовых интригах. Он по драконьи наивно верил во всепобеждающую силу любви, и смотрел на свою Молодую Королеву через розовые очки обожания.

А зараза разъедала прекрасную душу Молодой Королевы, и однажды, случилось страшное. Когда дракон улетел к солнцу, исполнить свой весенний танец, Королева приказала принца спрятать в покоях, дворцовые ворота запереть, и дракона во дворец не пускать…

Дракон рвался, кричал, звал жену, сына, но никто не ответил ему. Солнце садилось, и пришлось нашему герою подыскать себе уединенную пещеру.

Так кончилось время его драконьего процветания, и начались совсем другие времена, наполненные болью и страданием.

Дракон искал свою вину в случившемся, а ведь вы помните, драконье слово – закон для реальности.

- Я во всем виноват, - проговорил он, и вина огромным шаром закатилась в его сердце. Горячая драконья кровь разбила его на множество кусочков и погнала по сосудам. Так пробки вины появились в каждом уголке драконьего тела.

- Я больше никогда не увижу своего сына, - и его прекрасные драконьи глаза затуманились.

- Как же мне обидно! – и обида большой и мерзкой жабой поселилась в его груди. Она протягивала лапы к сердцу и сжимала его изо всех сил. Боль заливала его огромное тело и выливалась из горла.

- Я боюсь этой боли, этого одиночества! – И толстая защитно-оглушающая подушка мягкого, но непробиваемого жира окружила его некогда гибкий стан.

- Я не хочу жить, - в отчаянии закричал он, и жизнь попыталась послушно покинуть его тело. Но… вы же помните, драконьи слова обладают особой мудрой магией, Высшей Истинной.

Когда то давным-давно, когда он еще был

ЗдОрово!

счастливым женихом красавицы Принцессы, он написал прекрасную балладу, в которой были такие слова:

Я буду жить так долго, как любить.

Любить я буду вечно, как и жить.

И любовь, затаившаяся в глубине его сердца, зажатая туда болью, не дала свершиться непоправимому. Он выжил и после смерти.

Он тянулся душой к своему сыну, хотел дарить ему любовь, но молодой Принц был горяч, и не принимал отцовской ласки. Протягивал протуберанец своей нежности к постаревшей уже Молодой Королеве, но и она уже забыла, как ценна драконья любовь. Он простирал вопрошающе лапу к Принцу, молчаливо, лишь глазами, умоляя о тепле.

Несчастный Дракон тихо прятался в своей пещере, думая, что совсем никому не нужен, никем не любим. А вокруг пещеры строились деревни, росли города. Люди счастливы были устраивать свое жилье близь теплого драконьего тела, под защитой его грозного рыка, в прикрытие его огромного хвоста.

И Любящее Сердце было рядом. Дракон любил и ценил его, но... магия драконьих слов неумолима. Пробки вины не давали крови согреть большое драконье тело, и холод несуществующего одиночества сковывал его. Гадкая жаба все тянула холодные лапы к его сердцу, полному любви, и боль выливалась стоном из горла. Не мог он взлететь к солнцу в драконьем танце. Он был окружен любовью, почитанием и благодарностью, но умирал в одиночестве, холоде и мраке.

А Принц, вырос прекрасным молодым человеком. Человеком…. Как и мечтала его бабушка Королева. Только вот мудрость не по летам, да стихи на странном, гортанном не понятном никому во дворце языке, да переливы радужные, сопровождающие его появление в зале, наводили на мысли о не человечьем его происхождении. Он знал, что отец его дракон, как все драконы существо не годное для семейной близости, как все, кто летает, не надежное и не верное. Но иногда, застывал он, устремив взгляд черных глаз с вертикальным зрачком вдаль и…. Впрочем, сказка то ведь совсем не о нем.

Меж драконами существует невидимая, не зависящая от расстояний и лет связь. Мало драконов осталось на свете, но каждый чувствует каждого. И наш Дракон чувствовал своего сына. Знал, чем тот живет, о чем думает.

ЗдОрово!

Знал, и не мог заговорить, потому что пробки вины закупорили в сердце ту часть, которая отвечает за слова отцовской любви.

Дракон болел, скучал и страдал. А еще докучали ему глупые рыцари. Приезжали они из дальних стран, влекомые старыми легендами о силе, которую дает драконье сердце. Конечно, они не могли убить Дракона, но они кричали ему обидные и глупые слова.

- Где твой сын, Дракон?

- Почему ты больше не танцуешь свой танец солнца?

- Почему ты не стал королем?

Дракон вздрагивал от нечестных ударов, поворачивал к ним свою добрую, грустную морду, и открывал свое единственное слабое место там, у сердца, где прячется Вечная Любовь. Глупые рыцари били туда своими копьями, и больно ранили.

- Я не хочу больше думать, - закричал он в отчаянии, но голос сорвался и магия сработала странно. Стал он путаться в словах, реальность сошла с ума от его приказаний, и началась в его жизни путаница. То убегали мысли, то терялись цифры, то баллады вдруг звучали не подраконьи. Слабели лапы, кружилась голова.

И тогда Дракон решил улететь на далекую планету. Где он будет один, где никто не сможет его обидеть, и где, может быть перестанет он слышать мысли своего сына, и сможет если не излечиться, то хотя бы забыться.

Он нашел прелестную маленькую, удаленную от других планетку с уютной пещерой. И как только начал обживать ее, вдруг обнаружил, что он не один… Да, да, вы правильно догадались. Любящее Сердце отправилось за ним в добровольную ссылку на дальнюю планету. Потому, что не могло жить без него. А еще, потому, что никак нельзя оставить Дракона в одиночестве. А еще потому, что Любовь вообще не знает объяснений, мотивов да резонов. Просто пока есть любовь и Любящее Сердце, драконы никогда не остаются одинокими.

И жизнь, казалось бы начала налаживаться. Мысли потихоньку начали возвращаться в свое неспешное, хоть и грустное, но привычное русло. Драконьи баллады зазвучали стройнее, тоскливые мысли несчастного Принца на расстоянии слышались тише, ранили меньше. И стал дракон думать, что вот так и надо жить. Подальше от мира, подальше от настоящих чувств, подальше от ранящих жал. Но чувство вины продолжало разрушать его душу. А мерзкая жаба продолжала душить его сердце. И лапа, ослабнув, не протягивала больше свою любовь Миру.

И вот однажды, в его мозгу зазвучали слова на родном его драконьем языке:

- Эй, ты слышишь меня? Услышь, пожалуйста, услышь! Ведь нас так мало осталось, драконов. Если ты меня не услышишь, я буду так ужасно одинока!

- Я слышу тебя, но кто ты? Почему твой голос доносится до меня так ясно, хоть и сбежал я подальше от Земли.

- Я не живу на Земле. Моя планета расположена очень близко. Я тоже сбежала от жестокого земного мира. И теперь здесь, на моей планете мне так грустно!

- Почему тебе грустно? Разве у тебя нет Любящего Сердца?

- Есть…. Не знаю, просто грустный ветер подул, принес грустные слова откуда-то:

Понимаешь, что обидно - что не понимает никто что обидно так…

А, ведь, обидно-то…

Нехама Мильсон

А чего с ними делать, с обидами-то?

Глотать   только   и   остаётся...
А проглотишь обиду?..

Ну не обидно ли?

Понимаешь?
Не понимаешь ведь - вот что обидно....*

- Это моя обида долетела до тебя.

- Я знаю. Это всегда так бывает. Когда плохо одному дракону, обида всегда долетает до другого.

- Эх ты... Дочка...

- Что? Как ты назвал меня? Дочкой?

- Да, ведь ты молодая, а я уже очень старый Дракон. Почему ты так встрепенулась? Разве никто никогда тебя дочкой не звал?

- Никто... никогда..., - эхом отозвалась она, - а у тебя есть родная дочка?

- Нет, у меня сын есть... был... сын. – прошелестел Дракон заикаясь на каждом слове.

- Послушай Дракон! Поверь, я знаю, как вырывается из сердца кусок обозначенный именем «папа». Я знаю. И знаю что такое «мой

126

ребенок был». Вот видишь, не так уж я молода. Я стану звать тебя отцом, и ты залечишь в моем сердце рану от вырванного куска. А о твоем сердце я побеспокоюсь, не волнуйся!

Прошло несколько дней. Приемная Дочь не появлялась. И мысли ее долетали до Дракона издалека, смутно. Он уж решил, что она бросила его, как вдруг она оказалась на пороге его пещеры.

- Здравствуй, отец. Знаешь, по дороге к тебе я нашла угасающую комету с огненным хвостом. Она была так прекрасна, что я не смогла пролететь мимо, и постаралась ей помочь. Она ожила и, узнав, что где то на своей драконьей планете болеет золотисто-изумрудный дракон, посылает тебе вот это:

Когда тебе хорошо, когда ты счастлив, хоть дари,
Помни, что есть тот, кто нашел этот свет внутри.
А когда тебе плохо, когда тяжело, хоть вой,
Помни, что есть тот, кто до последнего вздоха будет с тобой.**

А еще, я была на Земле. Там очень плохо без нас, отец! Ведь нас, драконов осталось так мало. Земля слабеет без нашей магии. Солнце не хочет светить, без наших танцев, люди мерзнут без тепла наших сердец. Помнишь города и деревни возле твоей пещеры? Люди уходят из них.

А еще, прости отец, я видела твоего сына. Он прекрасен, этот молодой дракон. Но он тоже болен. Обида разъедает его душу, злоба разрушает его жизнь. Рядом с ним его Любящее Сердце, а он несчастен и одинок.

Я знаю, лекарство тебе должен добыть твой сын. Таков закон. Дракона может вылечить лишь его родное дитя. Но он так слаб... Я рискнула попробовать. Прими лекарство из моих рук, отец. Ты у меня один, у меня нет другого...

И тут вмешалось Любящее Сердце:

- Стоп! Эй, ребята! Разве вы забыли, что реальность подчиняется драконьему слову! Дочь Дракона, ты же можешь приказать лекарству помочь!

- О! Да, спасибо, Любящее Сердце!!!!! Я знаю, что надо сделать.

И она закричала красивым своим грудным голосом, на чистейшем драконьем языке, языке вечности:

- Я Дочь Дракона! Ты мой отец! Лекарство,

ЗдОрово!

принятое из моих рук поможет тебе, потому, что теперь я твое дитя.

И она протянула Дракону шкатулку.

Он открыл ее, и оттуда потянуло запахом весны и оттаивающей земли. Там оказалась драконья молодость и сила, танец солнца, и баллада о любви и радости, свет солнца и радужные переливы драконьей кожи.

Дракон зажмурился:

- Но в моей жизни давно нет ничего этого...

- Отец! – ответила ему дочь Дракона – ты снова забыл о магии слов. Когда ты пишешь балладу о тоске, тоска заполняет твою жизнь. Зовешь по имени обиду, она не замедлит прийти. Но ты же знаешь много слов, Дракон! Позови надежду, и она окажется рядом. Напиши песнь любви, и она посмотрит тебе в глаза. Найди в себе слова отцовской преданности, и она найдет свой адресат.

- Но мой сын не хочет....

- Тссссс, - положила палец ему на губы Дочь Дракона, - отец, это же ТВОЯ магия. Ты просто начни говорить об отцовской любви. Она сама найдет его сердце! Он не хочет слушать? Ну и что? Говори мне, говори Любящему Сердцу, магия слова сама найдет свой путь!

- А как же моя обида, моя вина, мой страх?

- Мы растворим их в любви, растопим преданностью, осветим дружбой, смоем потоками радостных слез. Сложи балладу о молодом драконе, который любил свою прекрасную принцессу, не имел опыта в дворцовых интригах, плохо знал законы людского мира, и потерял свою семью. Спой о том, как он бился о закрытые стены замка, о разбитом в кровь сердце и о вечной любви! Протяни лапы миру. В правой твоей лапе зажата твоя любовь, тепло, которое ты можешь дать, а левая – пустая – в нее ты должен принять любовь, заботу, дружбу, помощь. То, что ты примешь, войдет в твое сердце, растворит комочки вины, прогонит гадкую жабу, и выйдет тем, что ты отдашь. Взмахни крыльями, лети к солнцу, станцуй свой драконий танец, и упадут ненужные защитные оковы с твоего гибкого тела, и засверкает оно снова спектром радужным. Оглянись вокруг, впусти в свои чудные глаза с вертикальными зрачками преданность твоего Любящего Сердца, мою дочернюю любовь, благодарность тех, кто привык жить рядом с твоим теплом. Открой сердце и дай ему услышать голоса других драконов, твоих верных и старых друзей. Летим домой, отец! Наш светлый мир заждался наших танцев!

* Стихи Димы Керусова

** Стихи Тахлисси Тат

Нехама Мильсон

ДЕПРЕССИЯ

Депрессия... Бич современного мира. Именно теперь, когда жизнь человека облегчена до максимума, когда появилась масса свободного времени для творчества, мыслей, анализа, Человечество решило использовать его не по назначению. Депрессия...

Чем отличается человек, страдающий депрессией от несчастного человека? Тем, что у несчастного действительно все плохо © Нехама Мильсон. Шутка.

Определение Всемирной организации здравохранения: *"Депрессия – это широко распространенное психическое нарушение, которое характеризуется унынием, потерей интереса, неспособностью радоваться и получать удовольствие, чувством вины или низкой самооценкой, нарушениями сна, аппетита, чувством усталости и плохой концентрацией.*

Она может быть длительной или повторяющейся и в значительной мере снижает способность человека нормально функционировать во время работы, учебы или в повседневной жизни. В самой тяжелой форме депрессия может приводить к самоубийству. В самой легкой форме депрессию можно лечить без лекарств, однако при умеренной или

ЗдОрово!

тяжелой форме депрессии пациентам может потребоваться медикаментозная помощь и профессиональные сеансы психотерапии.

Неспециалист может с достоверностью диагностировать и успешно лечить депрессию в рамках предоставления первичной медико-санитарной помощи. Специализированное лечение может потребоваться небольшой доле людей с осложненной депрессией или тем, кому не помогает лечение первого ряда.

Депрессия часто начинается в молодом возрасте. Женщины страдают от нее чаще, чем мужчины, также к группе риска относятся безработные."

Таблица 3. Диагностические критерии депрессивного расстройства по МКБ-10	
ДЕПРЕССИВНОЕ РАССТРОЙСТВО (МКБ-10)	
Основные	Дополнительные
• Подавленное настроение (на протяжении большей части дня) • Снижение интересов и способности испытывать удовольствие • Снижение энергичности, повышенная утомляемость	• Снижение концентрации внимания, неспособность сосредоточиться • Нарушения аппетита (с изменением массы тела) • Нарушения сна • Снижение полового влечения • Мрачное, пессимистическое видение будущего • Снижение самооценки и уверенности в себе • Идеи виновности • Суицидальные мысли, намерения, попытки
Примечание: большую депрессию (большой депрессивный эпизод) диагностируют при наличии у пациента в течение 2 недель и более как минимум двух основных критериев и двух дополнительных	

Я бы отметила, как отдельный диагностический признак, соматические проявления депрессии. Когда я работала в поликлинике, для меня всегда красной лампочкой было наличие у пациента жалоб на проблемы, указывающие на более чем две органных системы.

Учеными давно доказано, что причиной депрессии является изменение биохимического состава крови. Важнейшие вещества - нейромедиаторы, серотонин и норадреналин, играют в организме незаменимую. Серотонин называют также "гормоном радости" (хотя по своей химической структуре, он вовсе не гормон), а норадреналин "медиатором бодрствования".

Медикаментозное лечение депрессии представлено несколькими группами лекарственных веществ, воздействующими на разных уровнях на метаболизм серотонина и норадреналина.

Кроме того, для лечения депрессии применяются различные методы психотерапии, такие как гештальт-терапия, индвидуальная терапия, групповая терапия, когнитивная терапия, межличностная терапия, монотерапия, арт-терапия, экзистенциальная терапия, семейные расстановки, реинкарнационная терапия и многое другое.

Я считаю, что на первом месте должна стоять биохимическая коррекция. Для образования в организме достаточного количества серотонина и норадреналина, нужно обеспечить поступление материала для их синтеза.

Я рекомендую два средства.

Нехама Мильсон

ФЕНИЛАЛАНИН - это незаменимая аминокислота. Является элементом цепочки синтеза серотонина. Поэтому эта аминокислота влияет на настроение, уменьшает боль, улучшает память и способность к обучению, подавляет аппетит. Фенилаланин используют в лечении артрита, депрессии, болей при менструации, мигрени, ожирения. Фенилаланин содержится: в говядине, курином мясе, рыбе, соевых бобах, яйцах, твороге, молоке.

ТРИПТОФАН - незаменимая аминокислота, которая в организме человека непосредственно преобразуется в серотонин - нейромедиатор, который вызывает умственное расслабление и создает ощущение эмоционального благополучия

Триптофан содержится: в овсе, бананах, сушёных финиках, арахисе, кунжуте, кедровых орехах, молоке, йогурте, твороге, рыбе, курице, индейке, мясе.

Обе аминокислоты можно принимать и в виде пищевых добавок.

ЗдОрово!

Фенилаланин принимают по одной капсуле утром. Рекомендуется после месячного приема делать перерыв на одну неделю.

Триптофан - добавка, о которой я могу говорить и писать часами! Он обладает замечательной способностью. Принятый утром, обеспечивает прекрасное настроение на весь день (две капсулы до еды), а вечером работает как прекрасное снотворное. Это обусловлено тем, что триптофан организмом используется для синтеза серотонина - медиатора счастья, а серотонин, в свою очередь, в темное время суток превращается в мелатонин - гормон сна. Для снотворного эффекта следует принять 2 капсулы триптофана непосредственно перед сном. Так как на свету не происходит полноценной переработки серотонина в мелатонин, то после приема триптофана рекомендуется лечь в постель в темной комнате. Эффект наступит в течение 15-20 минут.

В 80х годах с триптофаном была связана некая истерия, вызванная заболеванием эозинофилия-миалгия, которое возникало у тех, кто принимал триптофан определенной фирмы, которая использовала для его изготовления генную инженерию. На сегодняшний день обвинения с триптофана сняты.

Одной из проблем при депрессии является понижение общей энергичности, слабость и вялость. Частой причиной этого состояния бывает белковое голодание. Рацион современного человека чаще всего беден белком. Общепринято мнение, что белка больше всего в мясе. В некотором роде это правда. Абсолютное содержание белка, действительно в мясе выше, чем в других продуктах. Но белки растительного происхождения легче усваиваются организмом и реже вызывают аллергию. Я вовсе не призываю к вегетарианству, так как сама гурман и вкус мяса люблю :-), но рекомендую включать в свой рацион разные виды белка.

Продукты животного происхождения богатые белком:

В мясе животных(кроме свинины) и птиц, в рыбе, нежирном твороге и сыре содержание белка от 15 и более грамм в 100 граммах продукта.

В жирном твороге и яйцах содержится от 10 до 15 грамм белка на 100гр.

В молоке, кефире и сметане от 5 до 10 грамм на 100 гр.

Легче всего переваривается белок молочных продуктов.

Продукты неживотного происхождения богатые белком (в гараммах на 100 гр. продукта) цифры взяты в книге "Путеводитель по здоровому питанию" Мордехай и Ариэлла Хогберг (перевод с иврита - мой) :

Соевая мука 49 гр

Пивные дрожжи 45 гр.

Тыквенные семечки 30 гр.

Семена подсолнуха 25 гр.

Сухая кинза 22 гр

Техина 21 гр.

ЗдОрово!

Сухой укроп 20 гр

Орехи 10-20 гр

Самым лучшим вариантом белковой пищи не животного происхождения является сочетание семечек или орехов с бобовыми и крупой. В таком сочетании идеальный состав аминокислот.

Вторым по важности элементом питания предохраняющим от развития депрессии и необходимым для лечения ее являются витамины группы Б.

Я люблю легкие решения, поэтому, учитывая необходимость обогащения рациона белком и витаминами Б, просто рекомендую прием 1 ч.л. пивных дрожжей в день. Я добавляю их в завтрак всем членам семьи. Пивные дрожжи являются бесценным источником энергии, который открывает вам глаза на яркий и радостным мир уже через 10-15 минут после приема. Не советую увеличивать дозу. Прием более чем 1 ч.л. этого уникального средства может привести к увеличению веса. Необходимо учитывать, что в пивных дрожжах нет витамина Б12.

Основным источником витамина Б12 является мясо. Он также содержится в квашенной капусте и свекле. И все же, вегетарианцам я бы посоветовала принимать витамин Б12 в таблетках.

Современные ученые указывают на взаимосвязь уровня омеги 3 в организме с депрессией. Мой опыт подтверждает эту связь. В комплекс лечения депрессии я всегда включаю омегу 3. Подбор омеги 3 вопрос индивидуальный, и все же, по моим данным 80% пациентов имеют лучший эффект от растительной омеги. Я рекомендую семена чии (Chia seeds, семена шалфея испанского).

В 100 г семени Чиа содержится 19 г жирных кислот Омега-3. Чтобы получить такое же количество Омега-3 Вам надо съесть почти 1,75 паунда   лосося

В 100 г семени Чиа содержится 20 г полноценного растительного белка. Вы можете съесть целый пакет сои и все равно не получите столько полноценного белка, потому что в семени Чиа присутствуют все виды жизненно необходимых   аминокослот,   нужных человеческому   организму;

В 100 г семени Чиа 39 г клетчатки. Чтобы получить такое же количество клетчатки Вам понадобиться съесть 5,5 стаканов отрубей;

В 100 г семени Чиа 523 мг кальция. Чтобы получить такое же количество Вам надо выпить 2 стакана молока. В отличии от молока семя Чиа не содержит лактозу, вызывающую у многих аллергическую   реакцию;

В 100 г семени Чиа 326 мг магния, количество равносильное   3   паундам   брокколи;

Плюс еще свыше 24 различных питательных веществ, витаминов и минералов, включая

ЗдОрово!

калий (596 мг), цинк (5.74 мг) и многое другое. (За эту информацию я благодарю Эллу Новокольскую)

Лечебное воздействие семян чиа:

1. Снижение веса

2. Снижение сахара крови

3. Понижение артериального давления

4. Антидепрессивное действие

5. Повышает обучаемость

6. Улучшает память

7. Улучшает внимание

8. Понижает холестерин

9. Обеспечивает энергией

10. Антиоксидант

11. Улучшает качество сна

Нехама Мильсон

И еще одно средство, которое я использую в исцелении от "бича современности" - депрессии, это любене (ладан, frankincense). Это одна из составляющих храмового воскурения, являющаяся бесценным целительским средством.

Мультивитамин. При химическом анализе в нем не обнаружено витаминов, но наши предки принимали его в качестве витаминной добавки и неизменно получали прекрасный результат. Объяснить это можно тем, что вещества, содержащиеся в любене улучшают усвоение витаминов, получаемых с пищей.

То же самое с кальцием. Эффект от принятия любене демонстрирует повышение плотности кости, уменьшение остеопороза, ускорение заживления переломов, но кальция в составе не обнаружено. По всей вероятности улучшает усвоение кальция организмом.

- ✓ Помогает при изжоге.
- ✓ Укрепляет печень, сердце.
- ✓ Профилактика парадонтоза.
- ✓ Укрепляет иммунитет.
- ✓ Придает силы.
- ✓ Дает энергию.
- ✓ Нормализует артериальное давление
- ✓ Нормализует сахар

ЗдОрово!

✓ Принятая перед сном любене, помогает легкому просыпанию.

Любене принимают по три капсулы в один прием утром, или перед сном.

Вам еще нужен ответ на вопрос, где взять любене? Вот, вот, в нашем интернет магазине.

До сих пор мы говорили о биохимических причинах и следствиях депрессии. Но есть и глубокие эмоциональные, ментальные и духовные причины.

Изучением блоков на эмоциональном, ментальном и духовном уровне, мешающим воспринимать энергию Небес и формировать созидательную жизненную программу занимается РекЛайфинг (см. последнюю главу этой книги). Человеку страдающему депрессией, скорее всего понадобится квалифицированная помощь Мастера РекЛайфинга. Вы можете обратиться к нам, для поиска Мастера, живущего неподалеку от вас.

А пока вы принимаете решение о работе с Мастером и ищете его, вот несколько советов от создателя практики РекЛайфинг Нехамы Мильсон:

Нехама Мильсон

1. НЕТ позитивному мышлению. Испытывая негативную эмоцию, не блокируйте ее. Дайте ей право проявиться. Задайте себе вопрос "Какая скрытая боль заставляет меня реагировать подобным образом". Отдайте себе отчет в том, что реакция не имеет непосредственной причинной связи с событием или явлением, ее вызвавшим. На самом деле, так реагируете не вы, а маска, образовавшаяся в раннем детстве, как защита от психологической травмы. Не бойтесь признаваться себе: "Данное событие, явление, доставило мне боль, поэтому я среагировал таким образом (гневом, грустью, обидой, отчаянием, агрессией и т.д.). Если я смогу понять, откуда появилось это больное место, я смогу исцелить его, проанализировав детскую травму, если нет, то, по крайней мере, я не стану осуждать себя за эту реакцию". Проживите свою эмоцию. Сейчас, когда вы осознаете, что никто и ничто в вашем окружении не виноваты в этой боли, что ее причина находится на многолетнем отдалении от сегодняшнего тригера, конфликтность ситуации снизится на много порядков. В РекЛайфинге есть простой и действенный метод, помогающий определить точку возникновения первичной травмы и исцелить ее. Вы можете получить помощь Мастера, а можете научиться этому методу в нашей

ЗдОрово!

Международной Школе РекЛайфинга Нехамы Мильсон, и использовать его всегда, когда возникает необходимость.

2. Используйте закон "Трехступенчатого анализа". Всякое явление, ситуацию, проблему, которые возникают на вашем жизненном пути, анализируйте с точки зрения следующих ступеней:

a) Какое благо несет это явление. Благо можно найти абсолютно во всем. даже в самых страшных явлениях. Например смерть близкого человека. Надо отдавать себе отчет в том, что его смерть расстраивает вас, потому, что вы остались здесь без него. А для самого уходящего - это благо окончания не легкого рабочего дня и возвращения Домой. Благо любимого человека не может не быть благом и для вас. Потренируйтесь, скоро вы научитесь находить благо везде. Ну а если никак не удается, то, на самый крайний случай, спасает формула "могло бы быть и хуже"

b) Какой урок на будущее, пользу или знания я могу вынести из этой ситуации

c) Все что остается после этого анализа - нефункциональный мусор, который стоит выкинуть из головы.

3. Используйте метод "5+5". Начните день с 5 благодарностей Миру, закончите его 5 благодарностями себе.

4. Прочтите сказку "Узник черной пустыни", в конце этой главы.

5. Обратитесь за квалифицированной помощью к Мастеру Реклайфинга.

Итак, подведем итоги.

Программа лечения депрессии:

Утро:

Белковый завтрак (молочные продукты, рыба, каша, состоящая из сочетания бобов, орехов и крупы) с добавлением 1 ч.л. пивных дрожжей и 1 ч.л. чии (по выбору вы можете заменить чию 2 капсулами рыбьего жира).

Утренняя запись в "дневник благодарности" 5 причин именно сегодня благодарить Мир.

В течении дня - не блокировать эмоции, анализировать их с точки зрения истинной боли и ее причины, практиковать "трехступенчатый анализ".

Вечер:

ЗдОрово!

Вечерняя запись в "дневник благодарности" 5 причин именно сегодня благодарить себя.

3 капсулы любене + 2 капсулы триптофана.

УЗНИК ЧЕРНОЙ ПУСТЫНИ

Мое одиночное заключение, казалось, длилось вечно. Где то в уголке того, что осталось от моего сознания, теплились, почти не реальные воспоминания. Вот я ребенок, маленький, довольно симпатичный мальчик. Я принес домой полугодовой табель. Я так старался все эти месяцы, табель радует оценками, только по ненавистной математике опять тройка.… Но папа же знает, что я не дружу с этим предметом, он не станет меня ругать, наверно.… Но нет, папа не доволен, он уверен, что я могу учиться на одни пятерки. Я – подросток, на дрожащих ногах спускаюсь со сцены. Я впервые пел не на уроке, не среди друзей, а в переполненном зрителями зале. Но мне не важно, что чувствовали зрители, понравилось ли им мое пение… Оценка только одного человека имеет значение.… Как сфальшивил, пап, этого же не может быть!!! Практически нет в этих обрывках воспоминаний мамы…Она как тень за папиной спиной, молчаливая, вечно согласная с отцом тень.... И еще чего-то нет в моей памяти. Света, радости, детского веселья. Только папино недовольство мною, папины неоправданные ожидания.

Многие годы, проведенные в этой тюрьме, я не прекращаю думать, за что? За что я получил такое жестокое наказание? Этот участок памяти заблокирован напрочь. Сколько не тужусь вспомнить, только сильнее начинает болеть голова. Я знаю одно. Тот Суд, который заковал меня здесь, не ошибается.

Мое заключение отличается особой жестокостью. Моя камера так мала, что не только двигаться в ней не возможно, но даже дышать очень трудно. Не помню, не помню, когда я вдыхал полной грудью в последний раз. Ведь мое заключение вечно. Я даже не верю, что когда то еще был на свободе. Кажется, я уже родился здесь, в этой прозрачной капсуле из небьющегося стекла. Вы наверно думаете, что это проявление милосердия со стороны моих тюремщиков, сделать стены моей камеры прозрачной? О, нет! Это особенная пытка. Ведь все, что я могу увидеть сквозь стекло, это черная, выжженная пустыня. Пустыня, покрытая сгустками оплавленного и перегоревшего вещества, похожего на горелый пластик. Лучи, проникающие сквозь черное небо, никогда не становятся ярче, не несут тепла. Я думаю, что, скорее всего, это не солнечные лучи. Они кроваво красные, и освещают пустыню только чуть-чуть. Ровно на столько, чтобы я понимал, это место так ужасно, что даже если я выйду из камеры, мне некуда идти…

За несколько дней до событий, о которых я хочу рассказать, у меня появилось странное ощущение. Мне стало казаться, будто я не один в этой темноте. Нет, никаких признаков присутствия человека я не наблюдал. Но я не мог отделаться от чувства, что за мной наблюдают глаза. Глаза неземные, потому, что насколько я помнил земных людей, ни у кого не было таких добрых и теплых глаз. Никто, никогда не смотрел на меня с участием и любовью.

Этот взгляд мешал, нервировал меня, но и манил тоже. Я старался не замечать его, и искал его в черноте моего мира. И вот однажды моя галлюцинация ожила. Напротив моей камеры появилась женская фигура. Я сразу узнал ее. Это ее глаза. Странные глаза на странном лице. Она растопила стены моей камеры какими-то невидимыми лучами, исходившими не то из ее рук, не то из глаз. Из глаз, наполненных моей болью.

Нехама Мильсон

Она выглядела несколько растерянной и очень расстроенной. Потом я узнал, что много часов Женщина потратила на попытку впустить свет в мою пустыню, но свет не проникал сюда.

- Пойдем отсюда, - сказала она тихим голосом, - пойдем. Это место безнадежно, ему уже не помочь.

Не в силах сопротивляться могуществу этого слабого голоса, я протянул ей руку и, молча, пошел за ней. Путь был длинным, но я не видел где, по каким дорогам мы шли. Я был как во сне. Не было в этом движении ни моей воли, ни моего осознания. В какой-то момент, я ощутил прикосновение к моему плечу.

- Мы пришли, теперь здесь твой дом.

Только тогда я понял, что весь путь я прошел с закрытыми глазами. Я понял это, ощутив страшную резь в глазах, в мозгу, во всем своем теле, привыкшем к многолетней тьме.

Мы стояли на покрытом зеленью возвышении, внизу, на расстоянии нескольких десятков метров плескалась зеленоватая вода огромного озера – почти моря. Растительность вокруг была какой-то не естественно буйной и создавала впечатление сделанной из пушистой материи. А еще было солнце. Нет... не так. А

ЗдОрово!

еще было СОЛНЦЕ!!! Солнца было столько, будто оно, ожидая меня здесь многие годы, копило свой свет, чтобы излить его на меня весь, без остатка при первой же встрече. Встреча, свидание, вот что это было. Свидание с Домом. Мое сердце защемило от нового и неизведанного чувства. Я не знал тогда что это. Это чувство заполнило меня теплом, странным возбуждением, которое заставляло губы растягиваться в улыбке, руки тянуться к солнцу, а глаза заливало слезами. Слезами, с которыми из моей души выходила черная пустыня.

Впервые, кажется с рождения, я вдохнул полной грудью воздух своего Дома. Боже, что это за воздух. Он жужжал в моих легких, щекотал и заставлял смеяться и плакать. Он пах флердоранжем и свежеиспеченным хлебом. Воздуха было так много, и я подумал, что даже если я буду дышать им 120 лет, его все равно останется еще много.

Я лег лицом на траву. Земля обняла меня, приподняла на своих мягких и добрых руках и стала укачивать, убаюкивать, как, наверно, любящая мать убаюкивает своего ребенка. И тогда я заплакал. Сначала тихо, почти беззвучно, а потом, уткнувшись в эти любящие руки, в голос, криком, воем, выкрикивая из самых глубин себя эту звериную тоску по любви, эти годы одиночества, это сознание собственной вины, собственного ничтожества, и справедливости страшного наказания.

Я не понял, чей это был голос. Женщина ли, приведшая меня сюда, и тихо стоявшая у меня за спиной все время пока я здоровался с Домом, или сама Мать-Земля, в которую я зарылся лицом. Голос был тихим, но звучал так властно, что казалось все вокруг заполнено этими словами:

- Послушай, я расскажу тебе историю. Много лет назад это было. В Высший суд попало на рассмотрение дело одной Души. Душа очень молодого человека обвинялась в неправедных мыслях. Обвинитель требовал рассматривать преступление как убийство.

- Здесь, наверху, - говорил он — нет разницы между мыслью и действием. Подсудимый виновен в убийстве своих родителей! Подумайте только! Отец и мать, давшие ему жизнь, взрастившие его, отдавшие ему лучшие годы своей жизни. И об этих великих людях подсудимый думал, что они, будучи виновными в его бедах, достойны смерти. Да позволит мне Суд, предъявить эти холодящие кровь, доказательства!

ЗдОрово!

На экране замелькали картины страшной и мучительной смерти мужчины и женщины. Картины сменялись, муки несчастных становились все более жуткими, и каждая картина заканчивалась их смертью, и звуком детского плача.

- Я настаиваю в предъявлении подсудимому обвинения в убийстве и самого строгого наказания!

Тут выступил вперед защитник. Взмахом белого крыла попросил тишины. Неожиданно, защитник попросил прокрутить страшную съемку вновь. И вдруг остановил запись.

- Прислушайтесь! Слышите этот детский плач? Это плачет Душа нашего подсудимого. Плачет от боли и жалости к умирающим в муках родителям. У меня тоже есть запись для просмотра.

На экране появился маленький мальчик с большими, грустными глазами. Он протягивал папе дневник, а на фоне звучал, уже знакомый суду по прежним записям, детский плач… Наезд камеры показал оценки. По всем предметам, кроме математики были пятерки и четверки, и лишь в графе «математика» красовалась тройка. Лицо отца крупным планом. Он говорит о том, что мальчик совсем не старался, что он мог бы учиться лучше, если бы прилагал усилия. Глаза мальчика заметались в поисках поддержки. Но стоящая за спиной у отца мама согласно качала головой. Плач стал громче, перешел в захлебывающиеся рыдания. Но на лице мальчонки не отразилось никаких чувств. Родители в своем праведном недовольстве сыном его слез не слышали.

Новая сцена. Наш подросший герой поет со сцены. У него оказывается приятный голос. Публика в зале в восторге замирает, взлетая на волнах этого голоса, несущего радость и свет. А глаза юного певца разыскивают кого-то в зале. Вот они наткнулись на предмет своего поиска, и, потух, спустился с небес звенящий голос. А за камерой снова послышался плач…

Юноша на школьной скамье, в университете, на улице, в театре. Везде его отличает одиночество. Нет не просто отсутствие рядом других людей. Холодное, абсолютное одиночество внутри и снаружи. Его плечи всегда сведены, взгляд опущен, как будто он хочет, чтобы его никто не увидел, не заметил. И вот он в лесу, его глаза заплаканы и подняты к небу. Там, наверху, его единственный Друг, единственный Собеседник. Ему он поверяет всю свою боль, всю безнадежность. По экрану бегут образы молитвы. Спины, спины, много людей вокруг и все повернулись к юноше спиной. Степь огромная, пустая, ветряная, и юноша один посреди этой степи. Лицо отца, недовольное, осуждающее, и бледное пятно на месте маминого лица. И вдруг… картина сменяется знакомой Суду по доказательствам обвинителя записи. Корчащиеся в муках, умирающие родители, и плач за камерой….

- Посмотрите на нашего обвиняемого, - призвал защитник, - ему всего 21 год, его Душа высохла от недостатка любви, покрыта незаживающими ранами от отсутствия понимания. Она сжимается от неприятия и одиночества. Можем ли мы обвинять Разум этого человека, в жестоких видениях. Выросший без тепла и любящей поддержки, какие картины он мог создать? Откуда у этой одинокой, иссохшей Души силы, осветить Разум и помочь ему сделать выбор Любви? Уважаемый судья! Ты требуешь от своих созданий возлюбить ближнего, как самого себя! Но чтобы возлюбить КАК самого себя, нужно прежде научиться любить себя…. А у кого этот мальчик мог научиться любви. Ведь его несчастные родители и сами не умеют проявить это чувство, так чему же они могут научить? Я обращаюсь к Уважаемому Суду. Не судить! Не судить надо этого ребенка! Его надо лечить! Послать в санаторий Любви и Понимания. Назначить ванны радости и воду из источника приятия. Выдавать по три добрых слова трижды в день. Обеспечить 18 любящих прикосновений за сеанс.

Недолго длилось совещание суда. И был вынесен приговор.

Подсудимого признать не виновным в нанесение вреда родителям.

Признать виновным в отсутствии веры в Любовь Творца.

В качестве наказания обязать обвиняемого заботиться о родителях до их ухода в иной мир, который совершиться в глубокой их старости, в связи с необходимостью дать им время осознать свои ошибки и вернуть сыну любовь.

Для лечения направить обвиняемого в санаторий Любви.

Зашелестели аплодисменты. Обвинитель, представитель защиты, охранники, все в общем порыве радости и благодарности хлопали крыльями. Не радовалась только подсудимая душа. Она вообще не слышала происходящего в зале. В ее реальности происходил другой суд.

ЗдОрово!

Суд не праведный. Суд, существование, которого противоречит всем законам Мира. Самосуд…

На этом суде не было представителя защиты. Там показывались только материалы обвинителя. Охранники хлестали обвиняемую душу плетьми осуждения, судья обливал холодной водой презрения, обвинитель жег огнем ненависти.

И там тоже был вынесен приговор. «Виновен, виновен, виновен! Приговаривается к пожизненному одиночному заключению в пустыне Ненависти. Условия заключения – безвоздушная камера»…

Силы света пытались спасти тебя все эти годы. Но ты не хотел видеть их посланников, не хотел откликаться на их взгляды. Пока вдруг неожиданно, ты не заговорил с одной из посланников. Ты произнес только одну короткую фразу: «Мне всегда грустно», но этого было достаточно, что бы дать ей сил проникнуть в твою темницу.

 И вот, теперь ты здесь. Это твой дом. Он ждал тебя все эти годы. В нем живет твоя любящая жена. В него приходят твои постаревшие родители. Они многое поняли, и ждут возможности обнять тебя и сказать тебе все добрые и теплые слова, которые не проговорили за всю жизнь. И еще, они очень нуждаются в твоей любви и поддержке. В этом доме всегда тепло и светло. Его освещает и согревает Свет Любви твоего Творца. Он испытывал боль все годы твоего добровольного заключения и рад твоему возвращению в этот прекрасный Мир.

Только от тебя зависит, где ты теперь будешь жить. И это чудесное, залитое солнцем и пушистой зеленью место и черная пустыня, реальны. «Вот, даю тебе жизнь и смерть», говорит тебе Творец, «выбери жизнь»…

ЗдОрово!

БЕССОННИЦА

Для того, чтобы заснуть спокойно и сладко, необходимо освободить себя от напряжения, чужой энергетики, недодуманных мыслей, недоделанных дел.

Мои рекомендации:

1. Обязательно принимайте душ перед сном. Кроме гигиенического значения воды, которая смывает пот, открывает поры для полноценного кожного дыхания, душ имеет еще важнейшее энергетическое влияние. Струи душа снимают мышечное напряжение, смывают лишнюю информацию, выравнивают биополе.

2. Помните наш "дневник благодарности" из главы о депрессии? Используйте его еще и для того, чтобы записывать все дела, которые планируете сделать завтра. На следующий вечер, анализируя вчерашний список, вычеркните сделанное. Не сделанное, спокойно перенесите на завтра, не ругая себя, а отмечая, что, по видимому, это дело требует большего внимания, и поэтому, к счастью сегодня не осуществилось. Не забудьте дописать список тех вещей, которые не были запланированы, но выполненны сегодня, и похвалить ебя за них. Допишите список на завтра. Таким образом, вы

освобождаете себя от необходимости додумывать сегодняшние дела и планировать завтрашний день в постели.

3. Примочка с валерианой. 1 ст. л. валерианы залить стаканом кипятка, настоять полчаса, согреть до состояния "рука с трудом терпит", смочите хлопчатобумажную ткань в настое, положите на шею, сверху укройте полиэтиленовой пленкой или компрессной бумагой, а затем полотенцем или шарфом. оставьте до остывания.

4. Снотворный чай.

а. Женский вариант

Ромашка 2 части

Дягиль   1 часть

Валериана 1 часть

Мелисса 1 часть

1 ст.л. сбора залить стаканом кипятка, настоять 20 минут, добавить 1 ч.л. меда, выпить за 15 минут до сна.

б. Мужской вариант

Ромашка 2 части

ЗдОрово!

Хмель 1 часть

Мелисса 1 часть

Зверобой 1 часть

1 ст.л. сбора залить стаканом кипятка, настоять 20 минут, добавить 1 ч.л. меда, выпить за 15 минут до сна.

5. Триптофан 2 капсулы непосредственно перед сном.

Спокойной ночи!

Нехама Мильсон

НЕ БОЛИТ ГОЛОВА У ДЯТЛА? (ЛЕЧЕНИЕ ГОЛОВНОЙ БОЛИ)

Головная боль... Кого не касалась, хотя бы раз в жизни эта проблема? Считается, что головная боль по степени мучительности и по количеству приносимых неудобств сравнима только с зубной. Причины головной боли очень разнообразны. Если головные боли беспокоят Вас часто, обязательно обратитесь к врачу. Только квалифицированный специалист, на основании осмотра и результатов обследования, может выявить истинную причину головной боли и поставить правильный диагноз. Ну, а когда диагноз поставлен, как правило, начинается усердное потребление лекарственных препаратов, различной силы и стоимости. Давайте с Вами попробуем обойтись без них.

1. Головная боль при шейном остеохондрозе.
Начнем с Вашей подушки. Подушка должна быть небольшой, плотной, лучше всего иметь валик диаметром 15 - 20 см. под шею или специальную ортопедическую подушку (только не экономьте, купите подушку известной вам фирмы и не поролоновую, а из латекса, или специальных медицинских материалов.) Еще

ЗдОрово!

Вам не обойтись без утренней зарядки! Включите в свой комплекс упражнения с наклоном головы вперед, назад, вправо и влево. Движения должны быть не резкими, потягивающими. Не желательны вращательные движения головой. Вечером, после работы, сделайте примочку с валерианой на шейный отдел позвоночника (1 ст. л. корней с корневищами валерианы на 200 мл. кипятка, настоять 20 мин., сделать примочку на 20 - 30 мин.). Было бы очень хорошо перенять привычку героев любимых сериалов: разминать близкому человеку надплечные мышцы в момент усталости и стресса. Массаж это сложная и ответственная процедура, которую должен делать только профессионал, но размять и разогреть мышцы надплечий, чтобы снять спазм и болезненное напряжение может Ваша жена или старший ребенок.

2. Головная боль при повышенном давлении.

Если у Вас часто повышается давление и при этом болит голова, в первую очередь, также нужно обратить внимание на постель. В этом случае рекомендации несколько иные. Подушка Вам нужна жесткая, но не маленькая, а такая, чтобы Ваша голова находилась выше уровня сердца. Гимнастический комплекс должен проводиться при открытой форточке, движения в основном плавные, потягивающие, исключить резкие наклоны, подъемы туловища из положения лежа. Во время завтрака выпейте стакан сладкого не горячего чая, лучше с мятой или мелиссой и шиповником. В течение рабочего дня несколько раз помассируйте точку между первой и второй пястными костями на кисти. После работы примите контрастный душ. Перед сном сделайте примочку с мятой на шейно - воротниковую область (2 ст. л. травы на 200 мл. кипятка, настоять 20 мин. примочку сделать на 20 - 30 мин.). Очень рекомендую отказаться от кофе и чая в пользу напитков из шиповника, клюквы и смородины, морковного сока.

3. Головная боль при пониженном давлении.

Если головные боли у Вас связаны с низким давлением, расстаньтесь с подушкой совсем. Традиционная чашка утреннего кофе должна быть не просто средством утоления жажды, а ритуалом. Сначала вдохните запах любимого кофе, потом попробуйте, посмакуйте небольшое количество кофе, затем пейте медленно и с удовольствием. В этом есть особый смысл: медленное всасывание, содержащегося в кофе кофеина. Контрастный душ Вам лучше принимать утром, и заканчивать его холодным обливанием. Утренняя зарядка для Вас острая необходимость. Делайте свой комплекс в хорошем темпе, добавьте упражнения с подъемом ног из положения лежа.

4. Головные боли при перенапряжении зрения.

Эта проблема сейчас наиболее актуальна. Развитие компьютерных технологий, множество программ телевидения, видео... Пусть Вас не удивляет, что боли при зрительном перенапряжении чаще всего возникают в затылочной области. Их отличительная черта: возникают во второй половине дня, после длительного просмотра телевизора или после работы на компьютере, сопровождаются болями, резью в глазах. Для борьбы с этими болями, конечно, нужно, прежде всего, ликвидировать причину. Не стоит проводить за экраном телевизора более 2 часов подряд или 4 часов в течении дня. Важно использовать только качественный современный монитор, а также сократить работу за дисплеем до 2 - 2.5 часов в день, если возможно. Если боли все таки возникают, посетите окулиста: небольшое снижение зрения, незаметное в повседневной жизни, может вызвать головную боль при напряжении. Ну, а чтобы снять головную боль, освободите волосы от заколок и шпилек, в затемненной комнате помассируйте кожу головы, лучше всего деревянной массажной щеткой. Очень хорошо снимает головную боль связанную с перенапряжением зрения или стрессом втирание в кожу головы пива. Затем сделайте примочку на глаза с валерианой. Для этого возьмите уже знакомый Вам настой корня и корневища валерианы (1 ст.л. валерианы на 200 гр. кипятка настоять 20 мин.), смочите в нем мягкую х\б ткань, наложите ее на глаза и позвольте себе немного отдохнуть и расслабиться. Кстати всем известно прекрасное действие настойки валерианы, принятой внутрь, но не многие знают, что не менее эффективно вдыхание паров настоя валерианы.

5. Часто головные боли связаны с нарушением тонуса сосудов.

Эти боли отличаются пульсирующим характером, возникают при физическом напряжении, стрессе, резкой перемене позы. Первый совет: начните обливаться холодной водой! Если вылить на себя ведро ледяной воды Вам не под силу, допустим контрастный душ. Но не начинайте закаливающие процедуры резко без подготовки. Для начала достаточно обливать после вечернего душа только ступни, затем постепенно поднимать уровень до коленей и выше, пока Вы не сможете обливаться с головой. Кроме того, для нормализации сосудистого тонуса необходим полноценный двигательный режим. Не ленитесь, заниматься утренней гимнастикой, возьмите за правило длительные пешие прогулки, например на работу и с работы. Очень рекомендую дыхательную гимнастику. Кроме того прекрасным рефлекторным действием обладают всевозможные аппликаторы и колючие коврики.

Чай от головной боли

Ромашка 2 части

Гинко билоба 1 часть

Пасифлора 1 часть

Мята 1 часть

1 ст.л. сбора залить стаканом кипятка, настоять 15-20 минут. При хронической боли пить 1-2 стакана в день, в первой половине дня. При острой - выпить стакан во время приступа.

Причиной головной боли являются заблокированные мысли. Постарайтесь вспомнить, о чем вы подумали перед наступлением головной боли. Какая мысль вам не приятна, о какой насущной проблемы вы предпочитаете забыть. Дайте этой мысли право на жизнь. Как правило страх перед мыслью бывает сильно преувеличен. Задайте себе вопрос, что самое ужасное может случиться с вами или с вашими близкими, если этот страх реализуется? Не ставьте перед собой задачу, во чтобы то не стало, разрешить проблему прямо сейчас. Используйте правило РекЛайфинга "5 шагов". Наметьте только 5 шагов, которые ВЫ можете сделать СЕЙЧАС для создания условий для ее решения с РАДОСТЬЮ ДЛЯ СЕБЯ. Важно соблюдать 3 условия. Эти щаги должны сделать вы сами, без посторонней помощи, это должны быть действия актуальные сегодня-завтра и они должны приносить вам радость. если радости нет, найдите другой способ решения. Воспользуйтесь "методом трехступенчатого анализа", описанным в главе о депрессии.

ЗдОрово!

АНЕМИЯ

Здесь мы рассмотрим только чаще всего встречающуюся железодефицитную анемию.

Общеизвестно, что наибольшее количество железа содержится в мясе. Заметьте не в птице, а именно в мясе, желательно молодого животного. Добавлю лишь, что для лучшего усваивания, стоит записать мясо соком с высоким содержанием витамина Ц (яблочный, апельсиновый, гранатовый).

А вот уникальный рецепт йеменских евреев:

3 стакана свежевыжатого морковного сока + 1 ст.л. техины или кунжутной пасты.

Для ребенка от 1 до 6 лет - треть дозы, 6-12 лет - половина дозы.

Этот не сложный рецепт помогает даже при анемии, требующей переливания крови!

Нехама Мильсон

ОТКУДА БЕРУТСЯ БОЛЕЗНИ?

Прежде чем приступить к обсуждению конкретных психо-физических зависимостей, давайте рассмотрим, как вообще формируются жизненные программы, которые, как мы увидим и отражаются на физическом уровне нашего существования в виде болезней и страданий. Именно этим занимается РекЛайфинг. Пришло наконец время объяснить, что же это такое?

RecLifing - программа возрождения на 4 х уровнях бытия: физическом, эмоциональном, ментальном и духовном. Это не лечебная методика, не психотренинг и не новая религия. RecLifing, это квинтэссенция Знания европейской медицины, психологии и знахарства, китайской и японской медицины, еврейской мудрости, Гавайского целительства. Как 7 нот, будучи пропущенными сквозь призму Души композитора, становятся новой музыкой, так и Мировое Знание, пройдя ферментацию на 4-х уровнях личности автора RecLifing Нехамы Мильсон, породило нечто новое и живое.

RecLifing - сокращенное Recover of Life - восстановление жизни, помогает решать проблемы, не только в точке их приложения, но и в точке возникновения, а также, восстанавливать повреждения на пути их следования. Это могут быть **проблемы со здоровьем физическим и духовным, деньгами, отношениями, творческий кризис, одиночество.** Метод RecLifing основан на Знании о том, как эти явления рождаются, и в какой последовательности действуют на каждом уровне бытия.

Всякое наше действие, намерение, эмоция и даже мысль порождают некую реальную Сущность (мыслеформу, энергетический сгусток, ангела, у этого явления много имен), которая изначально появляется в высоких Духовных сферах. Эти сферы очень сложно устроены и имеют многоэтажную структуру, но для наших целей достаточно осознавать их как единый уровневый блок, который мы называем Уровнем Духовности. В данном случае мы рассмотрим негативное воздействие, хотя позитивное действует по той же схеме, приводя к увеличению счастья, успеха, любви и радости в жизни. Негативное же воздействие вызывает поломку в духовной сфере, которая, в той или иной мере, перекрывает нисходящие и восходящие каналы движения Света. Восходящий канал - канал общения Души с Творцом, нисходящий - с разумом. Снижение или прекращение потока информации свыше в нижний, по отношению к Душе, этаж - Уровень Разума, ведет к поломкам на этом этаже. Формируются неверные, болезнетворные мысли, установки, стремления и идеи. Здесь активно задействуются воспоминания. Любое болезненное воспоминание, подходящее по энергетическим вибрациям данной поломке всплывает, обрабатывается Разумом и спускается вниз, на Уровень Эмоциональной Сферы. Здесь подключается весь спектр отрицательных эмоций. Не имея подпитки Светом от Духовного уровня, негативные эмоции облекают обработанные болезнетворными ментальными установками воспоминания и формируют эмоциональные блоки. Блоки не позволяют проникнуть в болезненную точку Разуму и Душе.

Эмоциональное блокирование моментально отражается на Физическом Уровне. Каждому органу в теле человека соответствует "эмоциональный", "ментальный" и "духовный орган". Например, гнев (нарушение в эмоциональном органе) поражает печень, недовольство собой (поражение в ментальном органе) поджелудочную железу, злословие (тяжелая духовная болезнь) вызывает заболевания желудочно-кишечного тракта.

ЗдОрово!

Данная схема применима не только к физическим страданиям. Также возникают любые проблемы в мире материального проявления. Например, женщина стремится купить дом. При очень благоприятной для покупки ситуации на рынке, она в течение года не может найти нужный дом, и, в конце концов, покупает не то, что хотела. Анализируем ситуацию. На эмоциональном уровне ярко выражена депрессия, неуверенность в себе, чувство "недостойности". Эмоциональные блоки на воспоминаниях о проявлениях родительской любви, тепла и щедрости от окружающих. Поднимаемся выше и находим ментальные установки "без тяжелой работы ни чего не добьешься", "если у тебя нет богатых и влиятельных родителей, тебе ничего не светит", "я не имела ничего хорошего в жизни и обязана компенсировать это своим детям", причем компенсацией она считает исключительно материальные вещи - одежду, игрушки. На Духовных этажах - "Я хотела бы верить в Творца, но не могу".

До этого этапа мы с вами не видим никакой разницы, между анализом грамотного психотерапевта и специалиста по RecLifing. А разница в том, что психолог начнет "раскручивание" проблемы со второго или третьего этажа, снимая эмоциональные блоки и/или болезнетворные установки, и это правильно и грамотно, но... Давайте вернемся к нашей пациентке и сравним ее с ее же сестрой. У сестры те же грустные воспоминания о бедном детстве, освещенные любовью и благодарностью к родителям, за то, как самоотверженно они дарили ей и сестре любовь, ни смотря на трудности. Она так же строит свою жизнь, лишенная материальной поддержки семьи, получила хорошую специальность, прекрасно зарабатывает, и объясняет это тем, что родители приучили ее к ответственности и позитивному отношению к жизни. Сестра живет в небольшом, но уютном доме со своей счастливой семьей. Где же причина того, что два человека имеющие один и тот же фон, материал для формирования установок, тем не менее, абсолютно не схожи? Дело в том, что для формирования болезнетворной программы на 4 уровнях, должен быть пусковой момент. И этот момент - наше поведение, мышление, чувства, здесь и сейчас. Разница между сестрами заключается в том, что наша пациентка не имеет привычки брать ответственность за происходящее в ее жизни на себя, и все время обвиняет окружающих во всех бедах, а ее сестра понимает, что она сама строитель здания под названием "Моя Жизнь", доверяет Миру и

ЗдОрово!

старается наполнить его Светом Любви, запуская, таким образом, совершенно другую программу, с совершенно другим результатом. Так формируется петля Мебиуса. Неправильное поведение запускает болезнетворную программу, которая воздействуя на все этажи бытия, формирует неправильные реакции, которые в свою очередь запускают новые болезнетворные программы.

Выбраться из этого клубка помогает RecLifing. Последователи этого метода начинают с "генеральной уборки" на всех этажах своей личности. В буквальном смысле, RecLifing начинается клизмой, а кончается молитвой. Затем включается закон "чисто не там где убирают, а там где не сорят". Мы учимся не допускать запуска болезнетворных программ. Учимся оперировать внутренними источниками Любви и Света, трансформировать свою реальность в сторону счастья, здоровья и успеха.

Для осознания, на каком уровне находится блок, какая эмоционально-ментальная или духовная проблема его сформировала, мы пользуемся вспомогательной таблицей психо-физических связей. Предлагаю ее вашему вниманию

Нехама Мильсон

Кожа	Чувство беззащитности, недоверие к Миру
Глаза	«не хочу этого видеть»
Обоняние	Отказ от живых ощущений, страх боли
Насморк простудный	Превышение своих ресурсов
Насморк аллергический	Нетерпимость
Боль в горле	Невысказанная обида, нереализованность
Проблемы со щитовидной железой	Нереализованный творческий потенциал
Снижение слуха	Неприятие чужого мнения, страх перед агрессией
Герпес на губах	Невысказанная обида
Боли в руках	Страх перед действием. Чувство вины.

ЗдОрово!

Боли в сердце	Недостаток любви. Недостаток веры в любовь Творца (Мира)
Легочные заболевания	Отказ от радости
Поджелудочная железа	«я не могу себе этого позволить»
Кишечник	Связь с прошлым
Запор	Не готов отпускать прошедшее, живет воспоминаниями
Понос	Чувство вины за что-то в прошлом
Яичники	Конфликт восприятия своей женственности
Герпес половой	Чувство вины за поведение с мужчинами
Матка	Нерастраченная забота.
Боли в ногах	Страх перед изменениями. Голень , лодыжка — принятие решения, колено-бедро

	– действие.
Крупные суставы	Способность принимать решения
Шейный отдел позвоночника	Гибкость мышления, готовность посмотреть с другой стороны
Грудной отдел позвоночника	Приятие себя
Поясничный отдел позвоночника	Неуверенность в правильности происходящего
Средние и мелкие суставы	Руки — оправдание бездействия, ноги — оправдание отказа от изменений
Головная боль	Блокирование мысли
Боль в ушах	«Не хочу этого слышать», часто реакция на сплетни, сквернословие, особенно у детей
Печень	Гнев, часто подавленный

ЗдОрово!

Желудок	Агрессия, раздражение, часто подавляемое
Почки	страх
Мочевой пузырь	Отвращение к себе
Грудные железы	Дисбаланс между брать-давать
Сколиоз	Дисбаланс между брать-давать

Острое воспаление – причина здесь и сейчас

Хроническая дисфункция – причина длительно присутствует в жизни

Травма – самонаказание

Онкология – крайняя степень неприятия (конкретнее см. соответствующий орган)

Психические заболевания – разрыв связей между эмоциональным и ментальным, или ментальным и духовным этажами личности.

Потери сознания – обмороки, эпилепсия, нарколепсия, а также тяжелые случаи сонливости, вялости – неприятие действительности . Резкое отличие реальной действительности от желаемой.

Эти данные очень общие. В реальной жизни приходится искать причины индивидуально, находя детские травмы, обнаруживая эмоциональные и ментальные блоки, связанные с ними, удаляя их и заменяя "разрушительную" жизненную программу на "созидательную".

Если у вас возникли вопросы, мы будем рады вам на них ответить. Вы можете так же записаться на прием к Мастеру РекЛайфинга, и вам помогут решить те проблемы, которые в данный момент требуют разрешения.

А если наш подход к анализу личности и жизненной программы вас заинтересовал, и вы хотите изучить его подробнее, добро пожаловать в Международную Школу Реклайфинга Нехамы Мильсон!

ЗдОрово!

Программа восстановления здоровья и нормализации веса.

Программа "Здоровье - Мой Выбор" основана на научных разработках ученых и врачей разных стран в области медицины, диетологии и психологии, дополнена моими авторскими разработками и клиническим и личным опытом, и опробована в реальных условиях.

Я осознала необходимость создания стройной, удобной и научно обоснованной системы восстановления здоровья и нормализации веса, когда поняла, что моя собственная борьба за здоровье и красоту практически проиграна. Я, тот человек, который прежде чем советовать что-то своим клиентам сам сказал: ЗДОРОВЬЕ - МОЙ ВЫБОР!!! Сейчас мне 46 лет. Я энергичнее, чем была в 16, здоровее, чем в 26 и стройнее, чем в 36".

Желающие стать здоровыми, энергичными и красивыми, исполнить все свои мечты и планы имеют замечательную привычку звонить нам по телефону 347 610 2676 или писать email: admin@reclifing.com

Нехама Мильсон

Программа "Здоровье - Мой Выбор" состоит из трех этапов:

1 ступень, подготовительная. Самый важный этап программы, включает: очищение организма от шлаков, выработку привычек осознанного питания, поиск и исцеление сюжета, запустившего программу самоуничтожения, изменение отношения к себе

2 ступень, оздоровление/нормализация веса тела. Циклические пищевые разгрузки по методу д-ра Мильсон, продолжение работы над привычками, вырабатывание привычки к адекватной физической нагрузке.

3 ступень, поддержание формы. Разгрузочные дни 2 раза в неделю по 36 часов, продолжение практики осознанного питания, продолжение адекватной физической нагрузки.

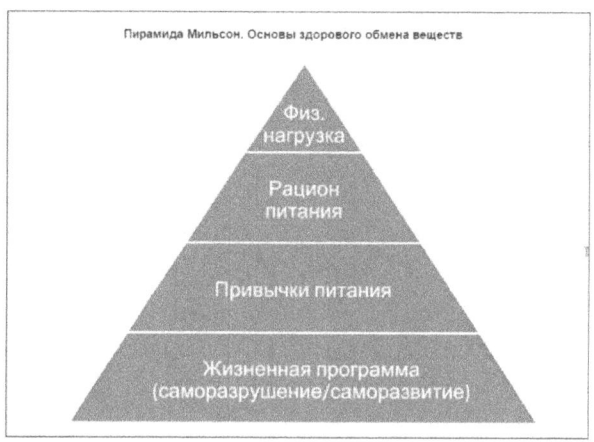

Как вы видите, в основании пирамиды находится жизненная программа саморазрушения или саморазвития. Она представляет собой психосоматическую причину. Следующий уровень, напрямую зависящий от первого это привычки питания. Этот уровень представляет также психосоматическую, а также генетическую теорию. Следующий этаж пирамиды рацион питания. Понятно, что он зависит от привычек питания, и представляет собой биохимическую теорию. И верхушкой пирамиды является физическая нагрузка. Она зависит от всех нижних уровней и представляет биомеханическую теорию.

Почему пирамида? Потому что если идти снизу вверх, то есть сначала перезапустить жизненную программу, потом поменять привычки питания, затем сменить рацион питания, а появившуюся энергию использовать на построение здорового биомеханического каркаса, то успех, причем прочный и устойчивый, вам обеспечен. А вот если идти сверху вниз, изнуряя себя тренировками и диетами, результат может быть, но не полный и не стойкий.

ОСТОРОЖНО!!! СОБЛЮДЕНИЕ ВСЕХ РЕКОМЕНДАЦИЙ ПРОГРАММЫ ВЕДЕТ К ИЗБАВЛЕНИЮ ОТ БОЛЕЗНЕЙ, ПОЯВЛЕНИЮ ОГРОМНОГО КОЛИЧЕСТВА ЖИЗНЕННОЙ ЭНЕРГИИ И УЛУЧШЕНИЮ ВНЕШНЕГО ВИДА!!!

Наши контакты:

www.reclifing.com

тел. и WhatsApp +1 347 610 2676

 e-mail магазина:

admin@reclifing.com

skype: RecLife4

Facebook: Клубы РекЛайфинга во всем мире

ЗдОрово!

РЕЦЕПТЫ ВАШЕЙ СЕМЬИ

Нехама Мильсон

ЗдОрово!

Нехама Мильсон

ЗдОрово!

Нехама Мильсон

ЗдОрово!

Нехама Мильсон

ЗдОрово!

Нехама Мильсон

ЗдОрово!

Нехама Мильсон

ЗдОрово!

ОГЛАВЛЕНИЕ

ЗдОрово!

www.ingramcontent.com/pod-product-compliance
Lightning Source LLC
Chambersburg PA
CBHW051647170526
45167CB00001B/370